Homöopathie und...

Eine Schriftenreihe - ein Glasperlenspiel

Zweite Ausgabe:

Homöopathie, Odysseus und Aeneas

Homöopathie und...

Eine Schriftenreihe - ein Glasperlenspiel

Zweite Ausgabe, April 2014:

Homöopathie, Odysseus und Aeneas

Herausgegeben von Dieter Elendt

Mit Beiträgen von:

Dieter Elendt

Patrick C. Hirsch

Bibliografische Informationen der Deutschen Nationalbibliothek:
Die Deutsche Nationalbibliothek verzeichnet diese Publikation in der deutschen Nationalbibliografie; detaillierte Informationen sind im Internet über <http://dnb.dbb.de> abrufbar.

© 2014 für die Texte: die Autoren, für das Bild auf der ersten Umschlagseite: Bo Bartlett, für das Bild auf Seite 43: Giuliano Montisci
Herstellung und Verlag: Books on Demand GmbH, Norderstedt
ISBN 9783735718778

Inhaltsverzeichnis

Editorial   7

Dieter Elendt
Ich bin Odysseus! Geschichte eines Werdens   9

Patrick C. Hirsch
Aeneas - Vermächtnis Trojas   73

Anonymus
Der Limerick. Beispiele einer textkritischen Analyse vom
Blickwinkel der tiefenpsychologischen Homöopathie.
Teil 2: Die Bedeutung der Motive und der Symptomengenese:
Der Timbuktu-Limerick   125

Hinweise für Autoren   133

Editorial

In der letzten Ausgabe dieser Schriftenreihe ging es um die Ilias und die homöopathische Analyse einiger Personen, die in diesem Rahmen Bedeutung haben. Wenn wir den Ausgang des Trojanischen Krieges ansehen, so sind nicht viele von jenen, die wir angesehen haben, noch am Leben. Von Thetis, der Unsterblichen abgesehen, leben nur noch Helena und Diomedes.

Zwei Helden, die Troja überlebt haben, sollen in dieser Ausgabe Gegenstand der Betrachtung sein: Aeneas von der Seite der Troer und Odysseus von der Seite der Griechen.

Diese beiden gehen nach dem Trojanischen Krieg auf Reisen[1]: Odysseus, weil er nach Hause will und Aeneas, weil er eine Mission hat. Beiden sind diese Ziele nicht immer vollständig bewusst, beide werden auf eine Irrfahrt gehen, und beide werden auf dieser Irrfahrt einen enormen Zuwachs an Bewusstheit erfahren. Odysseus wird irgendwann in der Lage sein, für sich selbst einzustehen und jenen Satz zu sagen, den zu Recht GEBSER so betont: „Ich bin Odysseus!" Aeneas wird noch mehr erreichen: Er wird dafür sorgen, dass jene Stadt gegründet wird, die über Jahrhunderte die Welt regiert hat: Rom. Aeneas tritt hinter dieser Mission sogar wieder zurück.

In der ersten Ausgabe stellte sich die Frage, die wahrscheinlich nicht wirklich beantwortet werden kann: Sind diese Griechen und Trojaner so wie wir oder nicht? Ist ihr Bewusstseinsstand der unsere oder ist er noch weniger entwickelt? Es wäre vermessen, diese Frage letztgültig beantworten zu wollen. Jedoch kann man anhand von passenden homöopathischen Arzneimitteln und ihrer psychodynamischen und miasmatischen Einordnung gewisse Aussagen machen. Und es mag auch deutliche Unterschiede geben zwischen Odysseus und Aeneas. Immerhin liegen zwischen ihren Dichtern ein paar hundert Jahre! Es sei dem Leser überlassen, von dem, was wir hier vorlegen, weiterzudenken.

Das Bild auf der vorderen Umschlagseite heißt „Leaving Eden" (Bo BARTLETT). Das Symbol des Schiffes auf dem Meer, die Irrfahrt, scheint mir dem Verlassen des paradiesischen Zustandes der Unbewusstheit zu entsprechen, miasmatisch dem Verlassen der Carcinosinie.

Jenseits dieser psychodynamisch-miasmatischen Gesichtspunkte können aber diese beiden Studien dazu beitragen, unsere Arzneimittelkenntnis zu vertiefen. Insofern viel Spaß mit dieser neuen Ausgabe!

Dieter Elendt, Icod de los vinos, April 2014

---

[1] Eigentlich gibt es noch einen dritten Irrfahrer: Diomedes

Ich bin Odysseus! Geschichte eines Werdens

Dieter Elendt

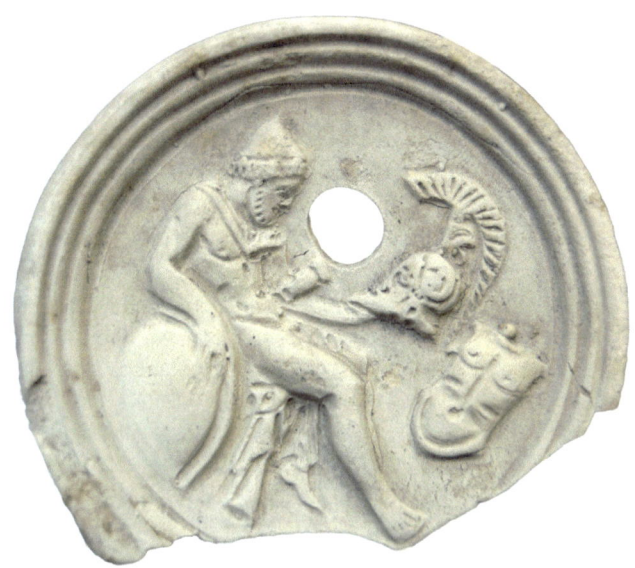

> Der höchste WEG ist gar nicht schwer,
> Nur abhold wählerischer Wahl[2].

Ich frage mich, warum die Odyssee so viel leichter zu lesen ist als die Ilias. Das mag an den Abenteuern liegen, die Odysseus erlebt: die Lotophagen, Polyphem, die Sirenen, Skylla und Charybdis. So etwas kann man auch mit vierzehn lesen, neben Karl MAY und Jules VERNE[3]. Da passiert etwas. Da setzt sich

---

[2] Bi Yän Lu, S. 61

[3] Hier spricht der Autor von sich selbst und seiner Lektüre, wobei zu bemerken ist, dass Karl May zu seiner Zeit in der sogenannten DDR nicht erhältlich war und er daher mit einem einzigen Band vorlieb nehmen musste und auch jenen ausschließlich der zwiespältigen Einrichtung des „Westpäckchens" zu verdanken hatte. Seine Jules-Verne-Lektüre jener Zeit hingegen erhebt Anspruch auf Vollständigkeit.

eine Person gegen widrige Umstände durch. Da ist jemand von dem Wunsch getrieben, nach Hause zu kommen. Auch wenn ich heute bestimmt nicht alles so machen würde wie Odysseus, gehören ihm meine Sympathien noch genauso wie vor mehr als vierzig Jahren (wobei ich damals nicht HOMER las, sondern SCHWAB). Mit Odysseus kann ich mich identifizieren, er ist irgendwie wie ich (auch wenn ich seinen Bogen nicht spannen könnte). Aber Achilleus? Oder Hektor, Diomedes, Aias und all die anderen? Ich spüre da eine große Fremdheit. Ob nun Achaier oder Troer: der vordergründige Eindruck ist, dass die alle nichts weiter zu tun haben, als sich gegenseitig die Köpfe einzuhauen, sich ob dieser Heldentaten bewundern zu lassen und nebenher auch noch Beute zu machen (vorerst die Rüstung des Erschlagenen und im Falle des Sieges dann noch den sonstigen Besitz - insbesondere die Frauen). HOMER ist da in der Ilias nicht ungerecht: Fast jeder bekommt seine 15 Minuten Ruhm, fast jeder hat seine Aristie (das ist jener psychische und körperliche Ausnahmezustand, in dem man sich vor allen anderen Helden dadurch auszeichnet, dass man überdurchschnittlich viele Feinde pro Zeiteinheit totschlägt). Ich muss gestehen, dass es mir damit nicht immer wohl ergeht. Mir sind diese Helden fremd.

Sicher gibt es den einen oder anderen Vers, der sie menschlicher (will meinen: uns heutigen Menschen ähnlicher) macht, etwa, wenn Hektor zärtlich mit seinem Sohn spricht (dabei aber als höchstes Ziel formuliert, dass er so werden möge wie er). Oder wenn Aias der Große tatsächlich seiner Sklavin in Liebe zugeneigt ist (was offenbar die Ausnahme darstellte und auch nur in einem einzigen Vers erwähnt wird). Oder wenn sich Glaukos und Diomedes in der Schlacht als Feinde begegnen, sich aber erinnern, dass sich ihre Großväter kannten, daraufhin das Trikot tauschen und sich versprechen, nicht persönlich miteinander zu kämpfen (wohlgemerkt nicht deswegen, weil sie sich selbst sympathisch fänden, sondern wegen ihrer Großväter). Das alles tritt aber in meinen Augen hinter dem bloßen Draufschlagen zurück. Und wenn das zehnmal hohe Literatur ist und wenn ich zehnmal etwas dazu sagen oder schreiben kann: Diese Schlachtenschilderungen entsprechen eigentlich nicht der Art von Literatur, die ich bevorzuge (woraus die Frage entsteht, wieso ich sie dennoch lese).

Sicher kann man meinen, dass wir heute auch nicht anders sind und dazu zahlreiche Beispiele aus der Gegenwart heranziehen. Gewiss gibt es Argumente für eine solche pessimistische Sicht, aber meine Vermutung ist (und da kann ich jetzt nur für den Kulturkreis sprechen, den ich kenne), dass wir anders können. Wir können (und wir dürfen in manchen Gegenden der Welt sogar) uns gegen

den Kriegsdienst entscheiden. Wir können, statt einem Gegner physisch zu attackieren, möglicherweise und manchmal argumentieren. Diese Achaier und Troer konnten das wahrscheinlich noch nicht. Die meisten jedenfalls.
Mir scheint, dass sie eigentlich die meiste Zeit ziemlich unbewusst sind und aus ihrem lethargischen Dämmerzustand nur erwachen, wenn sie sich einem Feind gegenübersehen oder wenn sie einen Befehl empfangen[4]. Dann aber kennen sie kein Aufhalten. Sie schlagen sich eine Bresche durch die Gegner und waten knöcheltief im Blut.
Nur wenige Ausnahmen gibt es. Eine davon scheint mir Odysseus zu sein - aber auch nur partiell.

A) Odysseus vor der Ilias

Odysseus ist der Sohn von Laertes und Antikleia. Sein Urgroßvater ist Hermes. In einer anderen Variante ist er der Sohn von Sisyphos. Wenn man Hermes und Sisyphos ansieht, so ist das Trickster-Element sehr deutlich. Hermes ist das Idealbild des Tricksters und Sisyphos steht ihm kaum nach.
Odysseus war einer der Bewerber um Helena. Von ihm stammt aber auch der Vorschlag, dass alle Bewerber einen Pakt schließen, dass sie unbedingt und immer denjenigen unterstützen werden, der sie schließlich zur Frau bekommt. Das war wohl weit gedacht, aber nicht weit genug. Wenn es sich um die schönste Frau der Welt handelt, hätte er alle Fürsten der Welt in den Pakt mit einbeziehen müssen, um dauerhaften Frieden zu schaffen. Nur die Griechen sind da nicht ausreichend.
Es wird von Odysseus gesagt, dass er eigentlich an dem Krieg um Troja nicht teilnehmen wollte, obwohl er dazu verpflichtet war. Er habe sich als geisteskrank gestellt, sei aber von Palamedes entlarvt worden. Das ist der seltene Fall (womöglich der einzige), dass eine List des Odysseus entlarvt wurde. Dafür hat er sich während des Krieges grausam gerächt. Ein gefälschter Brief spielt dabei eine Rolle, der den Palamedes als Verräter bezeichnet. Eine solche Rache durch Unterschiebung falscher Beweisstücke ist selbstverständlich eines Kriegers unwürdig! Dann ist aber Odysseus auch jener, der Achilleus entlarvt, als dieser sich (auf Geheiß seiner Mutter Thetis) in Frauenkleidern versteckt, um nicht am Krieg teilnehmen zu müssen.

---

[4] An dieser Stelle erwarte ich den Einwurf des Lesers, dass es doch bis heute Institutionen gibt, die genauso funktionieren. Dem widerspreche ich nicht, sondern ich wiederhole: Wir könn(t)en aber anders!

B) Odysseus in der Ilias

Der erste große Auftritt des Odysseus in der Ilias folgt einer merkwürdigen Verhaltensweise Agamemnons. Dieser - der oberste Kriegsherr - hat gerade einen Traum empfangen, der sich ihm als direkt von Zeus stammend vorstellte und der ihm in Aussicht stellte, dass, wenn er schnell handele, die Einnahme Trojas möglich sei. Neun Jahre belagern die Achaier bereits die Burg Troja, und dann diese Chance! Was tut aber Agamemnon? Er empfiehlt die Heimkehr!
Im Text wird das so dargestellt, dass er die unter seiner Oberherrschaft stehenden Fürsten auf die Probe stellen will, eine solche Erklärung erscheint jedoch fraglich, wie HIRSCH nahegelegt hat. Es scheint eher um eine grundlegende Schwäche Agamemnons zu gehen.
Alle sind der Belagerung müde, alle wollen, da die Beute auf sich warten lässt, eigentlich nur noch nach Hause. Alle begeben sich nach Agamemnons Ankündigung sofort zu den Schiffen, um sie zur Heimkehr flottzumachen. Alle bis auf einen: Odysseus. Dieser folgt dem Aufruf Agamemnons nicht, sondern verharrt in Unschlüssigkeit.
Was mag wohl in ihm vorgehen, wenn er dem Befehl des obersten Kriegsherren nicht folgt? Seine Lähmung erscheint mir von anderer Art als der gerade beschriebene unbewusste Dämmerzustand. Jener ist so etwas wie eine schlaffe Lähmung (jegliche Innervation fehlt), bei Odysseus stelle ich mir eher Spastik vor: Gegensätzliche Bestrebungen, die dazu führen, dass keine von ihnen realisiert wird, dass sie sich gegenseitig behindern. Ich kann mir das Bestreben vorstellen, endlich wieder nach Hause zu kommen, andererseits aber die Schande, das Kriegsziel nicht erreicht zu haben. Erst Athene schafft die Lösung (Athene, die ihn die ganze Ilias und Odyssee hindurch beschützen wird): Er äußert sich gegen die Heimkehr (noch nicht wissend, dass er später lange Jahre mit der Suche nach seiner Heimat verbringen wird).
Es stellt sich die Frage, warum er der Hilfe der Göttin bedarf. Kann er noch nicht selbst entscheiden, kann er noch nicht sagen: „Ich mache das jetzt"? Muss er auf die Entscheidung und den Schutz der Gottheit warten? Wahrscheinlich ist das so, jedenfalls an dieser Stelle noch.
Einer von Odysseus' Nachfolgern ist Sokrates, der Erwäger „an sich". Jedes Problem kann er in seine feinsten Verästelungen verfolgen und lösen. Und doch gibt es in ihm eine Instanz - das Daimonion - die ihm rät, was er tun soll. Der Vergleich geht weiter: Auch Sokrates konnte mitten in der Schlacht ruhig stehen bleiben, weil er über ein Problem nachdachte.
Wenn wir von Sokrates wieder zu Odysseus zurückkehren, ergibt sich die Hypothese, dass Odysseus in der beschriebenen Situation verharrt und nicht zu

den Schiffen eilt, weil er erwägt - auch wenn die Erwägung zunächst zu keinem Ergebnis kommt, es vielmehr dafür seines Daimonions namens Athene bedarf.
Nun ist aber in der Ilias Odysseus nicht der einzige, der direkt von einer Gottheit beeinflusst wird. Auch Achilleus steht an entscheidender Stelle unter dem Einfluss derselben Göttin wie Odysseus! Ich meine die Stelle, mit der die Ilias eigentlich beginnt: Die Auseinandersetzung zwischen Achilleus und Agamemnon. Hier spricht HOMER sogar ausdrücklicher als bei der erwähnten Odysseus-Stelle von einander widerstreitenden Tendenzen in Achilleus. Trotz dieses inneren Widerstreits zuckt aber die Hand bereits nach dem Schwert, um Agamemnon anzugreifen (und wahrscheinlich zu töten). Das verhindert Athene.
Beide Szenen sind sich sehr ähnlich, mir scheint aber, dass es bei Achilleus mehr um einander widerstreitende Impulse geht und bei Odysseus mehr um einander widerstreitende Erwägungen. Das mag auf den ersten Blick ein geringer Unterschied sein, aber mir scheint, dass er enorme Konsequenzen hat.

Ich schlage vor, an dieser Stelle die beiden Symptome „Nachdenklichkeit" und "Wille - widersprüchlich" zu verwenden. Hingegen will ich „Wahnidee - Einfluß; er stehe unter einem" nicht verwenden, weil das der Tatsächlichkeit des Göttlichen Einflusses, wie er von HOMER hingeschrieben ist, nicht gerecht würde. Dann könnte man auch gleich - wie es PETERSEN mit seinem Film getan hat - die Götter ganz aus Ilias und Odyssee streichen. Das hätte dann aber - wie PETERSENs Film - mit der homerischen Dichtung kaum noch etwas zu tun.

Nestor, Odysseus und Diomedes, Odysseus und Achilleus

Im achten Gesang der Ilias kommt es zu einem merkwürdigen Vorfall: In der Schlacht wird Nestor von Hektor bedroht, da sein Pferd von Paris' Pfeil getroffen wurde und die anderen Pferde scheuen. Diomedes sieht das, eilt zu Hilfe und ruft ebenfalls Odysseus. Der aber hört nicht und kehrt zurück ins Lager. Natürlich lässt HOMER nicht unerwähnt, dass Odysseus bis dahin hart gekämpft habe und dass er den Ruf Diomedes' nur nicht gehört habe, aber ein leiser Verdacht der Feigheit könnte bei dieser Gelegenheit dann doch aufkommen. Diomedes spricht ihn aus.
Feigheit ist eine Frage des Erwägens. Das, was Diomedes als Feigheit bezeichnet, ist wahrscheinlich eher Besonnenheit. Man sehe in diesem Zusammenhang auch die Besonnenheit Odysseus', als Achilleus wieder in den Kampf eintritt und das Heer zum Kampf aufstachelt. Sofort und mit Gebrüll soll es losgehen.

dagegen hatte der praktisch denkende odysseús seine einwände:
du bist ein großer krieger, achilleús - aber so gehts nicht;
du kannst den truppen nicht befehlen gegen den feind
nach ilios zu marschieren ohne was im magen zu haben.
(Ilias, nach SCHROTT, XIX, 152)

Es geht um Frühstück! Der impulsgesteuerte Achilleus und der erwägende Odysseus streiten an dieser Stelle. Letzterer siegt dabei und er hat wohl auch Recht: Mit leerem Magen kämpft es sich bestimmt schlecht. Letzterer wird auch Troja wieder verlassen dürfen, im Gegensatz zu Achilleus.

Odysseus der Tricks(t)er

Gern wird Odysseus als „listenreich" benannt und in der Tat hantiert er an etlichen Stellen mit Listen und mit Tricks. M.E. ist Odysseus nicht nur ein Held, sondern auch ein Beispiel für die archetypische Figur des Tricksters (JUNG). Ich will zunächst ein paar Beispiele aus der Ilias bzw. ihrem Umkreis anführen:

Dolon: Eine Frage der Ehre

Die Tricks des Odysseus sind nicht immer sauber. Man kann sogar von Hinterlist sprechen. In einer Nacht (im 10. Gesang) gibt es auf beiden Seiten Aktionen, die jenseits dessen angesiedelt sind, was man wohl damals als ehrenhaft und fair bezeichnen würde: Beide Seiten schicken Spione aus.
Hektor sucht einen Spion und findet ihn in Dolon, der dafür den Kampfwagen und die Pferde des Achilleus fordert, was ihm Hektor per Schwur zusagt. Man fragt sich, ob Hektor seinen Eid gehalten hätte, wenn Dolon seine Mission überlebt hätte und Hektor seinen Kampf gegen Achilleus. Ich bin mir da nicht so sicher, obwohl doch Hektor als höchst ehrenhaft gilt. Pflicht, Ehre, Verlockung des Ruhms, Egoismus, Befürchtung des Göttlichen Einflusses und womöglich noch ein paar andere Beweggründe könnten da miteinander streiten.
Aber auch Odysseus und Diomedes sind auf einem Erkundungsgang und wollen sich sogar ins Lager der Troer schleichen, als sie auf Dolon stoßen.
Odysseus versteht es, diesem Hoffnung zu machen, dass sie ihn nicht töten werden, wenn er seinerseits die Stellungen der Troer verrät - was er tut. Seine Hoffnung, am Leben zu bleiben, trügt jedoch: Er wird von Diomedes enthauptet - möglicherweise mit dem Einverständnis von Odysseus.
Ein solches Handeln muss man als höchst unehrenhaft bezeichnen, wenn man es etwa mit der Begegnung zwischen Aias und Hektor vergleicht, die zwar auf

Leben und Tod gegeneinander kämpfen, aber, wie sich nach dem Abbruch des Kampfes zeigt, sich gegenseitig respektieren und ehrenvoll behandeln.

Insgesamt scheinen die Griechen wesentlich mehr vom Virus der Unehrenhaftigkeit infiziert zu sein als die Troer. Das betrifft Agamemnon, als er dem Achilleus seine Beutesklavin wegnimmt, das betrifft Odysseus, als er den Thersites schlägt, obwohl dieser doch genauso argumentiert wie Achilleus, und das betrifft Achilleus, als dieser die Leiche Hektors schleift. Und das betrifft Diomedes und Odysseus, als sie, nachdem sie den Dolon geköpft haben, auch noch einige schlafende Thraker töten.

Teilweise sind diese unfairen Handlungen von dem Interesse am Sieg getragen, teilweise entspringen sie aber auch dem Egoismus. Dieser wiederum scheint mir bei den Troern wesentlich weniger ausgeprägt zu sein. Nicht einmal die Tat des Paris, Helena zu rauben (ob mit oder ohne ihr Einverständnis) würde ich als egoistisch bezeichnen, sondern sie vielmehr dem Nicht-anders-Können zuordnen. Unehrenhaft ist sie selbstverständlich, denn sie missachtet das Gastrecht, einen der höchsten Werte jener Zeit.

Könnte man womöglich vermuten, dass sich die Troer und Griechen diesbezüglich unterscheiden? Dass die Griechen deutlich mehr von Egoismus geprägt sind und die Troer mehr von Pflicht[5]? Eindeutig kann diese Frage nicht beantwortet werden, deutlich ist aber, dass sich Odysseus von allen anderen Helden wirksam unterscheidet. Das heißt aber nicht, dass er dem alten Modus des Handelns völlig entwachsen ist.

Das Pferd

Damit sind wir eigentlich schon in der Odyssee (denn in in IV, 271 ff berichtet Menelaos von jenem Ereignis), aber sinngemäß gehört diese bekannteste Idee des Odysseus doch noch in den Umkreis der Ilias. Immerhin ist es die entscheidende Handlung, die zur Eroberung von Troja führte.

Heute weiß jedes Kind, was ein Trojaner ist[6]. Ist es tatsächlich vorstellbar, dass die Troer auf einen solchen simplen Trick hereingefallen sind? Ja, es ist vorstellbar, aber nur dann, wenn wir annehmen, dass sie nicht so waren wie wir,

---

[5] Hierzu sollte man bedenken, das Paris zwar Troer ist, aber nicht in Troja erzogen wurde, also die Wertmaßstäbe Trojas nicht von Kindheit an verinnerlicht haben kann.

[6] Möglicherweise ist dieses Wissen nicht ausschließlich positiv zu bewerten, denn es ist im Kern ein paranoisches Wissen und zudem ein Scheinwissen, denn das nächste hölzerne Pferd könnte auch für uns unerkennbar sein. Für den durchschnittlichen Verwender eines Computers ist es bereits so - er verlässt sich blind auf diejenigen, die vorgeben, auf seiner Seite zu sein und die trojanischen Pferde erkennen zu können. Wenn man das realisiert, ist ein gewisser Grad von Paranoia fast unvermeidlich, selbst wenn ich nicht von NSA und derartigen Gespenstern rede.

die wir wissen, was ein Trojaner ist. Wir müssen annehmen, dass die Troer nichts von „Tricks" wussten (wie auch die meisten Griechen).

Man stelle sich vor: Diese Griechen sind schon seit 10 Jahren vor Troja, sie sind von einer Krankheit und vom Kampf dezimiert worden. Die meisten werden gar nicht mehr wissen, warum sie eigentlich hier sind. Zwar hat Achilleus Hektor besiegt, aber die Tore der Stadt sind so geschlossen und so widerstandsfähig wie eh und je. Die Taktik des Kampfes Mann gegen Mann hat ebensowenig zu einer Entscheidung geführt wie die des Kampfes Heer gegen Heer. Der Kampf hat sich totgelaufen. Eigentlich wollen alle nur noch nach Hause. Auch Odysseus. Aber kann man womöglich doch noch siegen und mit reicher Beute nach Hause kommen? Und was braucht man dazu? Die alte Antwort ist: die stärkeren Krieger und das mächtigere Heer. Aber diese Antwort ist mittlerweile obsolet geworden. Achilleus, der stärkste Krieger von allen ist tot, getötet von Paris, einem eher unbedeutenden Krieger. So stark auch die verbleibenden Krieger der Griechen sein mögen - z. B. Neoptolemos, der Sohn des Achilleus), sie können Troja im direkten Kampf nicht erobern. Es braucht jetzt einen Odysseus, einen listenreichen Zeitgenossen.

Sein Denken ist aus unserer Sicht einfach, aber es muss aus der damaligen Sicht nicht so einfach gewesen sein: Wenn wir die Stadt nicht auf konventionelle Weise erobern können, dann geht es nur auf alternative Weise. Jemand muss uns die Tore von innen öffnen. Entweder es gibt drinnen einen Verräter oder wir müssen unsere Leute unerkannt hineinschmuggeln. Solche Gedankengänge begegnen uns in der Ilias nicht oder nur in Ansätzen. Man bedenke nur, wie breit der Einsatz eines simplen Spions (Dolonie, X. Gesang) dargestellt wird. Und dieser gibt nicht einmal vor, ein anderer zu sein!

Deshalb, weil noch niemand in der Lage war, den Gedanken an einen „Trojaner" zu denken, konnte diese aus heutiger Sicht primitive List gelingen. Das Denken selbst hatte noch nicht die Möglichkeit, einen „Trojaner[7]" sich vorzustellen.

Und Odysseus' Vorgehen ist im Sinne der geltenden Konvention höchst unfair. Fair wäre nur das direkte Anrennen gegen die Mauern inklusive des Einsatzes von Belagerungsmaschinen, wie sie später im römischen Reich sehr in Mode gekommen sind.

Noch einmal: Odysseus der Trickser

Was bedeutet es, einen solchen Gedanken denken zu können (wozu Odysseus offensichtlich in der Lage war)? Es bedeutet, über die Erwartung bzw. die Tat-

---

[7] Eigentlich ist der Gebrauch des Wortes „Trojaner" im Rahmen der Informatik völlig falsch, denn Troja ist das Opfer des Trojanischen Pferdes. In der Informatik ist der Trojaner aber das Pferd!

sächlichkeit des direkten Kampfes Mann gegen Mann hinauszugehen. Es bedeutet, zu erwägen, sich Gedanken zu machen, zu antizipieren, wie der Gegner reagieren könnte, es bedeutet eine Vorstellung, in der ein Film abläuft, den man noch nie gesehen hat, weil er eben nur in der Vorstellung existiert.

Wer so denken kann wie Odysseus, der ist seiner Zeit voraus. Wer Tricks anwendet, vertraut nicht mehr vollkommen in das Schicksal als Fatum, sondern immer mehr in sich selbst. Odysseus ist zwar der Spielball zwischen Athene und Poseidon, aber es ist auch immer er selbst, der sich rettet. Man kann das als eine Emanzipation von den Göttern auffassen, man kann von Individuation reden oder von Aufklärung.

Nicht alle finden eine solche Entwicklung - und dass es sich um eine Entwicklung handelt, will ich versuchen zu zeigen - begrüßenswert. NIETZSCHE etwa möchte dem Dionysischen jenseits der Vernunft und jenseits der Individuation wieder Geltung verschaffen. Für ihn ist Individuation der *Quell und Urgrund alles Leidens* (Geburt der Tragödie, Nr.10).

Für ADORNO und HORKHEIMER ist Odysseus von Übel, weil es sich nach ihrer Meinung bei ihm um einen Identitätsverlust handelt.

Identität sollte man aber nicht mit Individuation gleichsetzen. Von mir wird eher die Auffassung vertreten, dass es sich bei Odysseus um die Ablösung einer Möglichkeit der Identitätsbildung durch eine andere handelt, nicht um den Verlust der Identität als solcher. Es geht m.E. um das Gewinnen einer neuen Form von Identität durch Individuation! Hierauf wird zurückzukommen sein.

Odysseus' neue Denkmöglichkeiten haben wahrscheinlich mit der Herausbildung dieser neuen Identitätsform zu tun, was hier nur vorausgeschickt, aber noch nicht begründet werden soll.

Festhalten möchte ich bis zu dieser Stelle, dass Odysseus in Denken und Handeln anders ist als andere, dass er weniger impulsgesteuert ist und deutlich mehr erwägen kann als etwa ein Achilleus oder ein Agamemnon.

Odysseus und Aias

Achilleus ist tot, von Paris erschossen. Die beiden, die seinen Leichnam sicherten, streiten sich um die Rüstung: Aias und Odysseus. Durch seine größeren rhetorischen Fähigkeiten erhält Odysseus den Zuschlag. Aias wird schließlich darüber wahnsinnig und stürzt sich in sein Schwert. So schreibt es SOPHOKLES. Auch diese Fähigkeit - sich mit den Mitteln der Sprache darzustellen - ist eine relativ neue Errungenschaft und sie könnte durchaus mit der erwähnten neuen Form der Identitätsbildung zusammenhängen: Ich stelle mich dar!

Nun ist allerdings diese neue Identität noch nicht vollständig ausgeprägt. Im wesentlichen ist Odysseus der üblichen Form von Identitätsdefinition verhaftet, die durch Stärke und durch Herkunft bestimmt ist. So erklärt sich, dass er Thersites verprügelt, obwohl dieser in seiner Rede praktisch die gleichen Argumente vorbringt wie Achilleus. Thersites ist einfach nicht so stark und er ist von niedrigerer Herkunft (und hässlich). Was wir heute als ungerecht empfinden können, war für Odysseus und die anderen Helden selbstverständlich. Das Recht des Stärkeren, des Schöneren und des Edleren kann man das nennen.

Wenn es so ist, dass mit der - bis hierher nur vermuteten - neuen Art der Identitätsbildung auch eine neue Art des Denkens einhergeht, so muss das nicht von allen gutgeheißen werden.

Möge ich nie einen solchen Charakter haben und stets gerade Wege gehen.

So zitiert Susan NEIMAN (Moralische Klarheit, S. 346) PINDAR. Mir fällt Hektor ein als einer, der den geraden Weg geht. Er weiß - er ahnt zumindest -, dass er im Zweikampf mit dem stärkeren und wütenden Achilleus nur den Tod finden kann, aber er geht ganz geradlinig in eben diesen Tod. Er kann nicht anders, auch wenn er eine kurze Zeit seine Handlungsalternativen durchdenkt. Er kann nur noch fliehen oder sich stellen. Zunächst flieht er, dann stellt er sich und stirbt. Odysseus hätte eine andere Möglichkeit gefunden und hätte überlebt. Odysseus findet immer eine andere Möglichkeit und wenn die Wege dahin so verschlungen sind wie die ganze Odyssee. Es kann sein, dass Odysseus dadurch nicht immer sympathisch erscheint, aber es hat den großen Vorteil, dass Odysseus überlebt - anders als Hektor, dessen Opfer vollkommen umsonst war und den Krieg überhaupt nicht beeinflusst hat. Aber Hektor ist immerhin ruhmreich gestorben[8].

Homöopathisch muss ich beim Niederschreiben dieser Sätze stark an Lycopodium als Mittel für Odysseus denken, ein Mittel, das ebenfalls keinen besonders guten Ruf genießt. Lycopodium wird gern Opportunismus vorgeworfen, bis hin zum Intrigieren. Das kann auch tatsächlich so sein, aber man kann auch formulieren, dass Lycopodium in der Lage ist, in schwierigen und widerlichen Situationen dadurch zu überleben, dass sie eben nicht konfrontativ und vollkommen geradlinig sind. Nicht umsonst halte ich Lycopodium für ein sehr häufiges Mittel bei Politikern. Auch ein Politiker, der aus ehrlichem Herzen handelt, der wirklich das Beste für sein Land will und dessen persönliche Interessen untergeordnet sind (falls es einen solchen Politiker tatsächlich geben sollte), wird nicht immer den geraden Weg zur Erreichung dessen, was er als

---

[8] Darüber, welche Bedeutung ein solcher ruhmreicher Tod für die Schatten-Existenz im Hades hat, wird der Geist Achilleus' Odysseus in deutlichen Worten belehren (siehe unten).

das Beste für das Land ansieht, gehen können. Ein Odysseus wäre dafür sehr viel besser geeignet als ein Achilleus. Und Agamemnon - der Kriegskönig - ist ja bereits als Lycopodium charakterisiert worden (HADULLA und WACHSMUTH, HIRSCH).

Natürlich bewundern wir die Helden, die für ihre Überzeugungen in den Tod gingen. Und das ist auch richtig so (nun ja, es kommt auf die Art der Überzeugungen an...). Aber womöglich haben die anderen Menschen, die versuchten, aus der nun einmal gegebenen Situation das Beste zu machen (ob nun egoistisch für sich allein oder für andere) manchmal mehr erreicht - und nicht unbedingt nur im egoistischen Sinne.

Vielleicht ist es ja auch einfach so, dass die Bewunderung für diejenigen, die für ihre Überzeugungen in den Tod gingen, eine gewisse Kompensation darstellen für unser eigenes Gefühl der Kleinheit und dem daraus folgenden Bestreben zur Selbstsicherung. Aber auch das Gegenteil kann der Fall sein: Wir können Helden verdammen, weil wir uns so weit von ihnen abgetrennt haben.

In der Person des Odysseus verbindet sich beides: Bei ihm handelt es sich um Heldentum, aber nicht um ein geradliniges Heldentum. Manchen kann er dadurch erst recht abstoßend erscheinen. Mir geht es nicht so. Jedenfalls nicht immer. Die erste Episode nach Troja, über die gleich zu berichten sein wird, finde ich beispielsweise widerlich.

Nach Troja beginnt die Heimkehr des Odysseus, wie sie in der Odyssee geschildert ist. Anders als viele andere griechische Helden hat Odysseus überlebt. Durch seinen Trick haben die Achaier gesiegt und Troja vernichtet, die Burg geschleift, deren Kämpfer bis auf wenige Ausnahmen getötet, die kleinen Kinder über die Burgmauer geworfen die Frauen vergewaltigt und die jungen und hübschen als Sklavinnen mitgenommen.

Es scheint aber so zu sein, als litte Odysseus irgendwie unter einem Mangel an Ruhm und Beute oder als wüte in ihm eine enorme Aggression weiter. Man kann sich das eventuell vorstellen: In seiner Zeit muss es nicht unbedingt ruhmreich gewesen sein, so zu siegen - durch einen Trick! Mit diesem (von mir nur vermuteten) Gefühl beginnt die Odyssee.

Zuvor aber der Versuch einer Repertorisation bis zu dieser Stelle:

1	Gemüt - Beschimpfen, beleidigen, schmähen [Thersites]	108
2	Gemüt - Feigheit [sagt Diomedes]	103
3	Gemüt - Gier, Habsucht [Achilleus' Rüstung]	26

4	Gemüt - Hinterhältig, hinterlistig, falsch, verschlagen - betrügerisch, arglistig [Dolon, das Pferd]	7
5	Gemüt - Ideen, Einfälle - Reichtum an, Klarheit des Geistes [das Pferd]	176
6	Gemüt - Intelligent [braucht keine Erklärung]	23
7	Gemüt - Mutig [war mit im Bauch des Pferdes]	52
8	Gemüt - Nachdenklichkeit [Erwägen]	38
9	Gemüt - Redegewandt [SOPHOKLES folgend, „"Redseligkeit, Geschwätzigkeit" passt hingegen nicht]	4
10	Gemüt - Schlagen [Thersites]	98
11	Gemüt - Spioniert alles aus [Dolon]	15
12	Gemüt - Unglücklich, bedauernswert; fühlt sich [eigentlich kommt das erst später, trotzdem aber Grundzug]	35
13	Gemüt - Wille - widersprüchlich [fragliche Rubrik, besser wäre die Schwierigkeit, Entscheidungen zu fällen, diese Rubrik ist aber sehr groß]	20

	lyc.	sulph.	phos.	verat.	lach.	sep.	merc.	bell.	chin.	plat.
	10/19	10/11	8/11	8/11	8/10	8/10	8/9	7/12	7/12	7/8
1	3	1	1	2	1	2	1	2	1	1
2	3	1	1	2	1	1	1	1	2	1
3	2	1	1	1	-	2	2	-	2	-
4	1	-	-	-	1	-	1	1	-	-
5	2	2	3	1	3	1	1	2	3	1
6	2	1	1	-	1	-	-	1	-	1
7	-	1	1	1	1	-	1	2	-	1
8	-	1	2	-	-	-	-	-	1	2
9	-	-	-	-	-	-	-	-	-	-
10	2	1	1	2	-	1	1	3	-	1
11	1	1	1	-	1	1	1	-	-	-
12	2	1	-	1	-	1	1	-	2	-
13	1	-	-	-	-	1	1	-	-	1

Die Arzneimittel auf den vorderen „Plätzen" dieser Repertorisation unterscheiden sich nicht so stark, dass eine eindeutige Wahl vorgenommen werden kann, zumal es sich durchweg um Polychreste handelt. Dennoch meine ich, dass die beiden ersten Mittel in diesem Falle auch die wahrscheinlichsten sind.

C) Die Irrfahrt

Die Odyssee ist ganz anders erzählt als die Ilias. In der Ilias gab es einen geradlinigen Erzählstrang, der im Wesentlichen auch dem zeitlichen Verlauf zu entsprechen scheint. In der Odyssee gibt es zumindest zwei Erzählstränge, nämlich das, was Odysseus zugestoßen ist und das, was sein Sohn Telemachos erlebt. Dazu gibt es eine Rahmenhandlung auf unserer *lebenschenkenden Erde* (Odysseus erzählt seine Geschichte auf der Insel der Phaiaken) und eine im Olymp. Offenbar hat nicht nur Odysseus höhere sprachliche Fähigkeiten als die anderen Helden der Ilias, sondern auch sein Dichter höhere literarische als der Dichter der Ilias.
Und mir scheint, dass, wenn sich die Ilias zwischen Geschichte und Mythos bewegt, die Odyssee zwischen Mythos und Märchen angesiedelt ist. Beide Werke habe eine Menge über die Menschen zu sagen, meine persönliche Vorliebe gehört der Odyssee.
Ich will hier nicht dem Gang der Dichtung folgen, sondern versuchen, chronologisch vorzugehen, wobei ich das meiste ausspare, was Penelope und Telemachos betrifft und auch vom Gang der Handlung, soweit er Odysseus betrifft, vor allem das erwähne, was ich für die homöopathische Analyse als relevant betrachte.
Ich sprach gerade davon, dass ich ein gewisses Gefühl von Frustration bei Odysseus vermute. Diese Vermutung stützt sich insbesondere auf die erste Begebenheit nach seiner Abfahrt aus Troja. Er überfällt als erstes eine Stadt:

Ismaros

> *Gleich von Ilion trieb mich der Wind zur Stadt der Kikonen,*
> *Ismaros, hin. Da verheert ich die Stadt und würgte die Männer.*
> *Aber die jungen Weiber und Schätze teilten wir alle*
> *Unter uns gleich, daß keiner leer von der Beute mir ausging.*
> Od. IX,39

Wenn ich Odysseus oben als jemanden beschrieben habe, der des Nachdenkens und Erwägens fähig ist, so haben wir es hier mit nichts weiter als einem Piraten zu tun. Warum überfällt er diese Stadt? Einfach weil sie da ist und weil er sie zufällig erblickt? Hat er etwa in Troja nicht genügend Beute gemacht, um seinen Ruhm zu untermauern? Ist ihm die gewonnene Rüstung des Achilleus - immerhin von Hephaistos höchstpersönlich gefertigt - nicht Beute genug? Was fehlt eigentlich? Gibt es eine Leere in ihm, die er durch Würgen der Männer jener Stadt glaubt ausfüllen zu können? Irgendetwas ist in Odysseus, das unbefriedigt bleibt. Fast scheint es so, dass er diesem Etwas seine Männer zum Opfer gebracht hat. Es wird nicht das letzte Mal bleiben. Was fehlt da? Was macht diesen Hass aus, mit dem er diese Stadt überfällt? Zwar sind die Kikonen auf der Seite der Trojaner gewesen, aber der Krieg ist doch vorbei...

Dann ist er aber wieder besonnen und versucht, dem Raub und dem Morden Einhalt zu gebieten. Allein seine Männer schwelgen im Wein und schlachten viele Tiere, sind sorglos, bis sich die Männer der Stadt mit Unterstützung ihrer Verbündeten neu formiert haben und selbst angreifen, worauf Odysseus und seine Männer nur noch die Flucht ergreifen können - allerdings dezimiert.

Kann man eine Erklärung versuchen unter der oben gemachten Annahme, dass es sich bei der Odyssee um die Suche nach einer neuen Identität handelt, nach einer, die Selbst-bestimmt ist und nicht von messbarer Stärke und nachweisbarer Abstammung abhängt?

Obwohl ich es nicht möchte, fällt mir FREUDs Meinung ein, dass Hass und nicht Liebe das primäre Gefühl sei, mit dem wir uns der Welt gegenüber positionieren. Ich gebe gern zu, dass ich dieser Meinung nicht bin, aber was soll man sonst sagen, wenn der Individuationsprozess, für dessen Darstellung ich die Irrfahrt des Odysseus halte, eben mit Hass beginnt?

Oder handelt es sich von der schon gesehenen Möglichkeit des Erwägens ausgehend um eine Regression in vormalige Bewusstseinsmoden, in denen es einfach nur ums „Draufschlagen" ging, wie bei den meisten Achaiern und wohl auch den meisten Troern? Ich kann diese Frage nicht eindeutig beantworten.

1	Gemüt - Haß	96
2	Gemüt - Töten, Verlangen zu	77
3	Gemüt - Brutalität	10
4	Gemüt - Gier, Habsucht	26

	nit-ac.	nux-v.	sulph.	anac.	ars.	lyc.	merc.	aur-m-n.	calc.
	4/6	4/6	4/6	3/6	3/5	3/5	3/5	3/4	3/4
1	3	2	3	3	1	1	1	2	2
2	1	2	1	1	2	2	2	1	1

	nit-ac.	nux-v.	sulph.	anac.	ars.	lyc.	merc.	aur-m-n.	calc.
3	1	1	1	2	-	-	-	-	-
4	1	1	1	-	2	2	2	1	1

Auch diese Teil-Repertorisation führt nicht zu einer begründeten Mittelwahl, jedoch verschiebt sich der Akzent etwas in die Richtung von Nux vomica, dem Mittel, das bei jenen Kriegern ohnehin immer im Hintergrund steht. Sulphur ist jedoch ebenfalls in der Wahl. Nitricum acidum kann momentan stimmen, scheint mir aber zur Persönlichkeit von Odysseus insgesamt weniger zu passen.

Das Bild das Schiffes auf dem Meer

Ein erwachendes Ich-Bewusstsein ist immer inselhaft. In einem Meer des Unbewussten entstehen einzelne Inseln des Bewusstseins und der bewussten Unterscheidung von Ich und Nicht-Ich. Das Bild des Schiffes auf dem Meer scheint mir dazu gut zu passen (und auch das Schippern von Insel zu Insel). Das Meer bedroht das zerbrechliche Schiff des Ichs immer wieder, und es kann jederzeit wieder im Unbewussten versinken.
Es ist kein Zufall, dass Poseidon der Feind des Odysseus ist und Athene, die Göttin der Vernunft, seine Beschützerin, denn Odysseus ist dabei, allmählich ein stabiles Ich-Bewusstsein zu entwickeln. Zur Zeit scheint es aber nur inselhaft und dementsprechend gefährdet zu sein.
Die Bedrohung des Unbewusstwerdens besteht indes nicht nur auf dem Meer, sondern die nächste Insel, die Odysseus anläuft, macht diese Drohung sogar in pharmazeutischer Hinsicht wahr.

Die Lotophagen

Auf dieser Insel wächst Lotus und die Bewohner ernähren sich von dieser Pflanze. Sie laden die Besucher ein, mit ihnen von der Pflanze zu essen. Es ist eine Pflanze, die Vergessen schenkt.

> *Aber die Lotophagen beleidigten nicht im geringsten*
> *Unsere Freunde, sie gaben den Fremdlingen Lotos zu kosten.*
> *Wer nun die Honigsüße der Lotosfrüchte gekostet,*
> *Dieser dachte nicht mehr an Kundschaft oder an Heimkehr,*
> *Sondern sie wollten stets in der Lotophagen Gesellschaft*
> *Bleiben und Lotos pflücken und ihrer Heimat entsagen.*
> IX,92

Die botanische Natur der Pflanze ist unklar. Um den asiatischen Lotus handelt es sich sehr wahrscheinlich nicht, ebensowenig wie um den Lotusbaum, dessen Früchte bitter schmecken. Am wahrscheinlichsten sind die Lotusblumen, also Nymphaea-Arten (Seerosen), möglicherweise Nymphaea caerulea, die in Ägypten rituelle Bedeutung hatte. Von manchen Nymphaea-Arten sind psychoaktive Wirkungen bekannt bzw. wahrscheinlich, so etwa von Nymphaea ampla (die allerdings in Mexico und nicht im Mittelmeerraum vorkommt), aber auch bei anderen sind solche Wirkungen wahrscheinlich (RÄTSCH). Offenbar ist die Wirkung der von Opium ähnlich.

Die Wirkung des Lotus, wie sie Odysseus beschreibt, ist zumindest eine antiprogressive, wenn nicht eine regressive. Pläne, deren Durchsetzung Willensstärke erfordert, werden verlassen Man kann an der Stelle, wo es genug Lotus gibt, bis in alle Ewigkeit ausharren, denn alles ist gut (scheint gut). Opium scheint mir zur Wirkung des Lotus gut zu passen. Man fragt sich, wieso diese Wirkung des Lotos gerade als den Willen zur Heimkehr durchkreuzende beschrieben wird. Hat doch dieses Nach-Hause-Gehen selbst schon etwas Regressives an sich! Mir scheint, dass das Zu Hause immerhin die Rückkehr zu einer beständigen Identität verspricht - womöglich keine selbstbestimmte Identität, aber immerhin eine Identität. Zu Hause bin ich bekannt, man versteht mich, bis in die kleinsten Idiosynkrasien der Sprache hinein. Ich bin in eine Kontinuität eingewoben. Ich bin in Sicherheit.

Die Lotophagen versprechen mehr (oder weniger -wie man es denn sehen will): Sie versprechen demjenigen, der es ihnen gleichtut und Lotus isst, den Verlust jeder Identität. Sie versprechen aber dafür ein vollkommenes Wohlgefühl. Und das können sie auch tatsächlich bieten. Es handelt sich nicht um ein leeres Versprechen. Aber der Zustand, der versprochen wird, ist leer. In diesem Zustand ist alles gleich. Aber das ist nicht menschengemäß, selbst wenn sich mit diesem Zustand Glückseligkeit verbindet.

Diesmal ist Odysseus selbst nicht betroffen, da er selbst nicht vom Lotus gekostet hat. Wahrscheinlich liegt ihm der Hang zur Regression schon ferner als seinen Männern. Dadurch kann er die Berauschten mit Gewalt auf die Schiffe schleppen lassen und seine Reise fortsetzen. So wird er freilich nicht immer davonkommen. Auch er wird noch den Willen zur Heimkehr fast verlieren. Aber bis dahin ist noch ein Stück Weg zurückzulegen. Da Odysseus an dieser Stelle nicht betroffen ist, erübrigt sich auch eine Repertorisation. Allenfalls könnte man Rubriken wie *„Nüchternheit, Besonnenheit"*, *„Selbstkontrolle - erhöht"* verwenden.

Die Kyklopen

a) Was sind die Kyklopen für Wesen?

Dass sie riesenhaft und ungeheuer stark sind (und damit einmal wieder nur mit List zu besiegen) und dass sie nur ein Auge haben, sind nur die vordergründigen Angaben. Wir erfahren noch etwas mehr über sie.

- Sie sind wild und gesetzlos (IX, 106)
- Sie kennen den Ackerbau nicht, wohl aber die Viehzucht. (108)
- Sie kümmern sich nicht umeinander, wohl aber um ihre Familie. (114f)
- Sie kennen keine moderne Technik (Schiffbau) (125)
- Sie wissen um die Götter, aber sie setzen sich über sie[9] (275ff)
- Sie sind leicht auszutricksen.

Mir erscheinen die Kyklopen wie ein Gegenbild zu den Lotophagen. Letztere essen den Lotos, um sich selbst zu vergessen und irgendwie zu „entwerden", wie GOETHE sagen würde. Erstere fühlen sich so mächtig, dass sie meinen, den Göttern standhalten zu können.
Dieses Gefühl der eigenen Stärke und Macht kann man, wenn man einmal von der Körperkraft und Größe absieht, recht deutlich als narzisstisch ansehen. Wer der Großen Einheit entwächst, fühlt sich der Welt gegenüber und er kann sich entweder von der Welt erdrückt und bedroht finden (Calcium carbonicum) oder das Gefühl haben, die Welt zu dominieren (und den Göttern zumindest ebenbürtig zu sein, sofern man überhaupt eine Vorstellung von Göttern entwickelt hat). Insgesamt scheint mir Polyphem einer sulphurisch geprägten Psora zu entsprechen. Dem entspricht auch die Gesetzlosigkeit[10] und die Gleichgültigkeit gegenüber den anderen Kyklopen.
Was von der Tätigkeit des Kyklopen Polyphem berichtet wird, ist wenig: Er schließt und öffnet die Höhle, er melkt die Ziegen, er setzt die Lämmer den Müttern ans Euter, und er lässt die Hälfte der Milch gerinnen. Während dieser

---

[9] Das ist besonders interessant, da Polyphem, der das sagt, der Sohn von Poseidon ist (was er weiß). Womöglich handelt es sich um eine ödipale Situation und das Töten von Fremden ist deren Kompensation.

[10] Diese Behauptung bedarf einer näheren Erläuterung. Wenn man sich etwa ein psorisches Sulphur-Kind ansieht, so steht der eigene und unbedingte Wille im Zentrum. Dennoch gibt es auch für dieses Kind bereits Gesetze. Die Eltern fordern ein gewisses Verhalten und das Kind wird mehr oder weniger bereit sein, diese Forderungen zu erfüllen (bei Sulphur eher weniger, bei Calcium carbonicum eher mehr). Das Kind fügt sich, weil es kaum eine andere Möglichkeit hat. Es hat aber noch kein Gesetz verinnerlicht. Das wird erst in der Sykose der Fall sein (wiederum mehr oder weniger). Die Kyklopen sind eine Gesellschaft ohne äußere Normen. So kann sich die psorische Gesetzlosigkeit halten.

Arbeit bemerkt er entweder die Eindringlinge um Odysseus nicht oder er ignoriert sie.
Wenn ich das alles symbolisch deute, so ist da auf der eine Seite die Höhle und die in ihr ausgeführte Beschäftigung insbesondere mit Milch, auf der anderen Seite ist die ungeheure Stärke und das Fressen von Fleisch in Form von vier der Eindringlinge. Die Höhle als Uterussymbol zu betrachten, ist nicht schwierig und tiefenpsychologisch durchaus nachvollziehbar. Über die Beschäftigung mit Milch muss in diesem Zusammenhang auch nichts weiter gesagt werden. In diesem symbolischen Sinne kann man statt von der Psora vom carcinosinisch-psorischen Übergang sprechen.

b) Odysseus' Handlungsweise

Man könnte sich ja bescheiden: den mitgebrachten Wein trinken und Ziegenfleisch essen bzw. für die Fortsetzung der Reise konservieren (immerhin neun Ziegen pro Mann, außer Odysseus, der zehn für sich reklamierte). Aber da ist immer noch jene Nachbarinsel - eben die Insel der Kyklopen - auf der offenbar der Sprache mächtige Wesen leben. Man hört das Gemurmel und man sieht Rauch. Odysseus wird wieder einmal neugierig und er will auskundschaften, was es mit dieser Insel auf sich hat.

> *Ich und meine Genossen wir wollen im Schiffe hinüber*
> *Fahren und Kundschaft holen, was dort für Sterbliche wohnen,*
> *Ob unmenschliche Räuber und sittenlose Barbaren*
> *Oder Diener der Götter und Freunde des heiligen Gastrechts.*
> (IX,173)

Bei diesem Erkundungsgang bricht Odysseus Gesetze und es handelt sich dabei um eine bewusste Entscheidung. Er dringt mit einigen Gefährten in die Höhle des Polyphem ein. Sie warnen ihn, er solle nur einige Käse stehlen und zum Schiff zurückkehren, aber Odysseus will verharren, obwohl er vermutet, dass von Polyphem große Gefahr ausgeht.
Nicht zum letzten Mal verhält sich Odysseus verantwortungslos gegenüber seinen Gefährten, von denen denn auch sechs durch Polyphem zu Tode kommen. Neben dieser Verantwortungslosigkeit frage ich mich aber auch, was eigentlich Odysseus dazu treibt, für sich selbst ein solches Risiko einzugehen. Zwar hat er in gewisser Weise vorgesorgt. Man kann vermuten, dass der Wein, den er mitgenommen hat, von vornherein für solche Zwecke gedacht ist (siehe IX, 213). Was Odysseus nicht wissen kann, ist, ob dieser Trick gelingt oder ob sie alle vorher den Tod finden.

Was also ist seine Motivation? Es kann keine der Motivationen sein, die in Troja vorherrschten. Außer ein paar Laiben Käse gibt es hier keine Beute zu machen. Es ist auch nicht anzunehmen, dass Odysseus eine der Frauen der Kyklopen (falls es diese überhaupt gibt, denn es ist keine Rede von ihnen) zu seiner Beutesklavin machen möchte. Und Ruhm gibt es auch nur dann zu gewinnen, wenn er und seine Gefährten das Abenteuer überleben.

Was bleibt, sind letzten Endes Neugier und Abenteuerlust. Odysseus möchte die Welt und alles in ihr kennenlernen und durch dieses Kennenlernen Macht gewinnen. Wer den Kyklopen entkommen kann, hat Macht über sie. Es wird noch einige Male um das Entkommen gehen.

Eine zweite Erklärung für seine Handlungsweise ist noch möglich: Susan NEIMANN („Das Böse denken", S. 156) führt - auf HEGEL Bezug nehmend - aus, dass es beim Kampf Mann gegen Mann auch darum geht, sich bewusst zu werden. Und es geht darum, vom jeweils anderen als Person und nicht als Ding betrachtet zu werden. Weil diese Anerkennung durch das Gegenüber für uns lebenswichtig ist, sind wir sogar bereit, dafür unser Leben hinzugeben.

Es zeigt sich sehr deutlich, dass die Kyklopen den Menschen - sogar den Göttern - die Anerkennung verweigern. So muss Odysseus diese Anerkennung erzwingen.

Miasmatisch gesehen, muss der psorische Odysseus gegen die Kyklopen kämpfen, weil auch sie psorisch sind (wenngleich ihre Psora auch durch die Wohnung in einer uterinischen Grotte und ihre enge Verbindung zu Milch noch starke carcinosinische Elemente enthält).

c) Der Trick des Entkommens

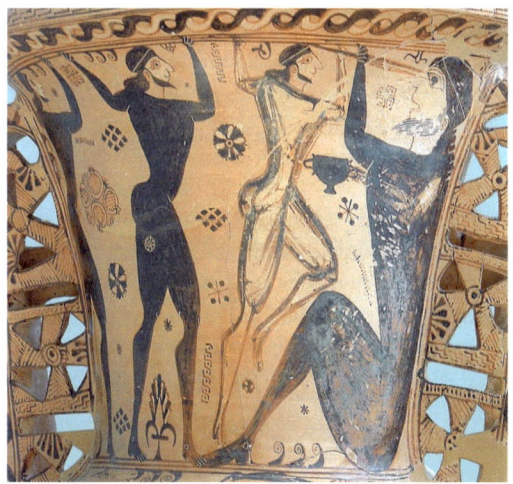

Nachdem Polyphem erneut zwei seiner Gefährten verspeist hat, macht Odysseus Polyphem mit dem mitgebrachten Wein betrunken. Sie könnten ihn jetzt töten, aber das würde ihnen nichts nutzen, da sie den Stein, der vor dem Höhleneingang liegt, niemals wegwälzen könnten. Polyphem nur zu blenden ist der Ausweg. Auch geblendet wird er den

Stein wegwälzen können.

Ein Problem besteht aber noch: werden ihm nicht die anderen Kyklopen zur Hilfe kommen, wenn er schreiend und blind aus seiner Höhle tritt? Odysseus' simpler Trick, auf den heute kein Kind mehr hereinfallen würde, ist, dass er sich als „Niemand" vorstellt, so dass Polyphem auf die Frage der anderen Kyklopen, wer ihm etwas getan habe, mit „Niemand" antwortet.

Auf den Bauch der Schafe geschnallt, können Odysseus und seine Gefährten entkommen.

Wir sehen hier eine Eigenschaft des Polyphem, die bereits angedeutet wurde, hier aber noch deutlicher wird: Er verhält sich äußerst liebevoll zu seinen Schafen, bei aller Gesetzlosigkeit und Bösartigkeit, die ihm sonst anhaften mag. Und was die Bösartigkeit anbelangt, so muss man immerhin bedenken, dass sich diese gegen unbefugte Eindringlinge in seine Höhle richtet. So verurteilenswert, wie das in der Odyssee erscheint, ist Polyphem aus unserer heutigen Sicht nicht.

Was ist aber mit Odysseus? Zwar handelt er verantwortungslos und ist an mehreren Toden schuldig, die nicht notwendig gewesen wären, aber sein Trick funktioniert. Es ist eine Kombination der Antizipation von Handlungsweisen mit Improvisation. Beides erfordert eine hohe geistige Leistung.

d) Odysseus und Niemand

ADORNO und HORKHEIMER interpretieren dieses Geschehen so, dass sie die „Trickserei" mit dem Namen als *dünne rationalistische Hülle* bezeichnen.

> *In Wahrheit verleugnet das Subjekt Odysseus die eigene Identität, die es zum Subjekt macht und erhält sich am Leben durch die Mimikry ans Amorphe. Er nennt sich Niemand, weil Polyphem kein Selbst ist...* („Dialektik der Aufklärung, S.75)

Zwar wird hier nicht diese Auffassung vertreten, die Übereinstimmung besteht aber darin, dass auch ich der Meinung bin, bei Odysseus gehe es ganz zentral um die Frage der Identität. Nur meine ich, dass es um eine neue Definition der Identität bzw. um das Finden einer neu fundierten Identität geht. In diesem Rahmen könnte tatsächlich ein vorübergehender Identitätsverlust bzw. eine Verwirrung über die eigene Identität vorkommen, den ich aber an dieser Stelle nicht zu sehen vermag. Und selbst wenn es so wäre, dieser Zustand währt nicht lange.

Unmittelbar vor der Abfahrt schleudert Odysseus dem wütenden Polyphem seinen Namen entgegen:

> *Hör, Kyklope! Sollte dich einst von den sterblichen Menschen*
> *Jemand fragen, wer dein Auge so schändlich geblendet,*
> *Sag ihm: Odysseus, der Sohn Laertes', der Städteverwüster,*
> *Der in Ithaka wohnt, der hat mein Auge geblendet.*
> (X, 502 ff)

Das ist alles andere als Identitätsverlust! Aber es ist noch keine neue Identität. Sie gründet sich vielmehr nach wie vor auf Abstammung (*Sohn Laertes'*) und auf Stärke (*Städteverwüster*). Auch spricht Odysseus von sich immer noch in der dritten Person und nicht in der ersten[11]. Und noch eins wird klar: Es geht doch immer noch um Ruhm und die durch ihn gegebene narzisstische Zufuhr. Das Ziel ist gleich geblieben, aber neben diesem Ziel, das in Ismaros noch durch bloße Brutalität und Beutemachen verwirklicht werden sollte, sind neue Motive zu sehen: Neugier und Abenteuerlust. Und - wie oben schon gesagt - die Sehnsucht nach Anerkennung als Mittel zur Identitätsfindung. Diese neuen Motive sind deutlich Ich-näher als die Selbstdefinition durch Abstammung und Stärke.

Hochmut und Verantwortungslosigkeit sind auch hinzugekommen. Er gefährdet seine Mannschaft unnötigerweise, einmal, als sie sich überhaupt in die Höhle Polyphems begeben und das zweite Mal, als er dem schon wütenden Kyklopen auch noch großspurig seinen Namen entgegenschreit.

Seine Anerkennung bekommt er. Aber er erfährt auch von Polyphem, dass es eine Prophezeiung gibt, die eben das vorausgesagt hat, was gerade geschehen ist. Odysseus' Tat, die er mit seinen Fähigkeiten der Antizipation und Improvisation, also Fähigkeiten, die in ihrem Zentrum ein Ich erfordern, ausgeführt hat, diese Tat liegt bereits im Ratschluss der Götter begründet, inklusive dessen, dass es Odysseus sein soll, der die Tat begeht. Prädestination kann man dazu sagen.

Das ist niederschmetternd. Und niederschmetternd ist auch, dass Polyphem der Sohn des Poseidon ist, der das entstehende Ich ohnehin ständig mit Untergang bedroht. Diesen hat Odysseus nun zum Feind. Odysseus ist ein Spielball der Götter und seine stolzen Schiffe können jederzeit von Poseidon zermalmt werden.

Auf den ersten Blick hat sich noch wenig geändert an Odysseus, in der Repetorisation entsteht aber ein anderes Bild als vorher.

---

[11] Das Reden von sich selbst in der dritten Person kennen wir auch phasenweise von kleinen Kindern. Das Konzept vom eigenen Namen ist früher begreifbar als das Konzept von Ich und Du. Letzteres Konzept braucht eine Vorstellung von sich selbst als abgetrenntes Ich. Bei Odysseus können wir - wie ich noch ausführen werde - den Übergang von „Er Odysseus" zu „Ich Odysseus" sehen können.

1	Gemüt - Angeber	21
2	Gemüt - Gefahr - kein Gefühl für Gefahr; hat	10
3	Gemüt - Hinterhältig, hinterlistig, falsch, verschlagen	50
4	Gemüt - Neugierig	39
5	Gemüt - Selbstsucht, Egoismus	65
6	Gemüt - Verwegenheit	49
7	Gemüt - Abenteuerlustig	5
8	Gemüt - Verantwortung - Abneigung gegen	14
9	Gemüt - Gleichgültigkeit, Apathie - Wohlergehen anderer; gegen das	17

	med.	sulph.	plat.	agar.	lach.	lyc.	puls.	verat.	nat-m.	merc.
	8/15	6/11	6/8	6/7	5/7	5/7	5/7	5/7	5/6	5/5
1	2	3	1	-	1	2	1	2	1	1
2	1	-	1	2	-	-	-	-	-	1
3	2	1	1	1	3	1	1	1	2	1
4	1	1	-	1	1	1	1	1	-	-
5	2	2	3	1	1	2	2	2	1	1
6	3	1	1	1	-	-	2	1	1	1
7	2	-	-	-	-	-	-	-	-	-
8	2	-	-	1	-	1	-	-	-	-
9	-	3	1	-	1	-	-	-	1	-

Neben Sulphur stehen hier zwei Mittel im Vordergrund, die bisher nicht sehr prominent waren: Medorrhinum und Agaricus (Platin halte ich für weniger wahrscheinlich). Beide erscheinen mir in dieser Situation möglich, Agaricus wegen des mangelnden Gefühls für Gefahr und der Tendenz, sich deshalb in gefährliche Situationen zu begeben. Bei Medorrhinum steht hingegen die Abenteuerlust und die Neugierde im Vordergrund: Medorrhinum will etwas erleben! Da ich beide Mittel für im Kern tuberkulinisch halte - jedenfalls was die psychischen Seiten anbelangt[12] - scheint es mir so zu sein, dass Odysseus doch eine progressive Veränderung durchgemacht hat. Er ist nun tuberkulinisch-psorisch. Durch diesen Fortschritt ist er auch in der Lage, über den carcinosinisch-psorischen Polyphem zu siegen.

Aiolos' Winde und die Laistrygonen

Von Aiolos, dem Herrscher der nächsten Insel, erhält Odysseus den Schlauch der Winde. Diese Magie hat ihn schon fast nach Hause gebracht, so weit, dass man schon die Feuer sehen kann. Aber da schläft Odysseus ein - wird unbewusst - und verliert die Kontrolle. Seine Gefährten denken, er sei von Aiolos reich beschenkt worden und öffnen den Schlauch, in dem die Winde eingesperrt waren. So werden sie wieder weit ins Meer hinaus getrieben und kommen schließlich zu den Laistrygonen.
Diese sind den Kyklopen ziemlich ähnlich. Auch sie sind riesenhaft und den Menschen von ihrer Kraft her weit überlegen. Aber sie haben eine Gesellschaft und einen König. Auch sie verspeisen aber gern Menschen.
Odysseus verhält sich hier völlig anders als bei den Kyklopen, geradezu entgegengesetzt. Er bleibt mit seinem Schiff außerhalb der engen Bucht, in der sich der Hafen befindet. Es ist aus dem Text nicht ersichtlich, warum das so ist. Bei den Kyklopen war er der erste und ließ den Großteil seiner Mannschaft in Sicherheit zurück, hier schickt er den Großteil der Mannschaft voraus - und ins Verderben. Sie werden von den übermächtigen Laistrygonen vernichtet.
Ich frage mich, warum er sich so verhält. Ist er feige geworden? Ist er so enttäuscht, nachdem er die Lichter der Heimat schon sehen konnte? Sind ihm die Tricks ausgegangen? Die Antwort fällt schwer.

Wir wissen wenig über die Laistrygonen und ebenso wenig über Odysseus' Motivation. Im Vergleich mit den Kyklopen sind die Laistrygonen dadurch mächtiger, dass sie eine Gesellschaft bilden, dass auf den Ruf ihres Königs alle zusammenarbeiten, um die Eindringlinge zu vernichten. Odysseus' „Niemand"-Trick würde hier nicht wirken. Zwar weiß das Odysseus offensichtlich nicht, aber er verhält sich, als ob er es wüsste. Wollten wir - und das ist äußerst spekulativ - den entwicklungsgeschichtlichen Ort (bzw. den miasmatischen Ort) der Laistrygonen mit dem der Kyklopen vergleichen, so kann ich nur wiederholen, dass sich die Kyklopen offenbar am Übergang von Carcinosinie zu Psora befinden. Die Laistrygonen hingegen scheinen mir eher sykotische Charakteris-

---

[12] Das widerspricht natürlich der Lehrmeinung, dass Medorrhinum die Nosode der Sykose ist. Meine Gründe für die andere Sichtweise kann ich hier leider nicht ausführen. Das wird aber im nächsten Band meiner „Psychodynamik homöopathischer Arzneimittelbilder" geschehen.

tika zu haben. Sie sind eine Gesellschaft, die offenbar keinen Eindringling duldet. Vielleicht ist es das spiegelglatte Wasser ihres Hafens, das Odysseus von der drohenden Gefahr überzeugt: Hier findet kein Austausch nach außen statt. Sie sind in der Tat den Kyklopen ähnlich, aber sie sind eine geschlossene Gesellschaft, während die Kyklopen jeweilige Einzelne waren, die sich des Abends in ihre uterinische Höhle zurückzogen. In einer geschlossenen Gesellschaft ist jeder, der nicht dazugehört, ein Feind.

Es gibt noch andere Informationen: Die ausgeschickten Gefährten des Odysseus begegnen zunächst der Tochter des Königs der Laistrygonen. Sie schöpft Wasser aus der Quelle einer Nymphe. Man stelle sich die Männer vor, die diesem jungen Mädchen begegnen... Nein, sie tun ihr nichts, sondern sie stellen nur gesittete Fragen, die sie an den Hof des Königs führen, wo ihnen die Mutter begegnet:

> *Und sie gingen hinein in die Burg und fanden des Königs*
> *Weib, so groß wie ein Gipfel des Bergs , und ein Grauen befiel sie.*
> (X,112)

Das verführerische Mädchen und die grauenvolle Mutter. Hier geht es wohl um eine Geschichte der Ablösung vom Bild der großen Mutter zugunsten des fremden Mädchens. Und die Strafe für dieses Vergehen ist der Tod[13]. Diese Ablösung - hier misslungen - ist die zentrale Aufgabe der Tuberkulinie. Es geht natürlich auch um den Transport des ursprünglichen Bildes der Weiblichkeit im Sinne der großen - guten wie grauenvollen - Mutter auf das fremde Mädchen. Man sollte sich die Gefährten des Odysseus als tuberkulinisch denken. Was macht indes Odysseus? Er wartet. Er entkommt, während die meisten seiner Gefährten von den Laistrygonen vernichtet werden: Niemand sieht ungestraft unsere Töchter an! Niemand beunruhigt das Wasser unseres Hafens! Obwohl das alles sehr spekulativ ist, vermute ich hier einerseits einen Konflikt, der innerhalb der Tuberkulinie stattfindet (Mutter versus fremdes Mädchen) und andererseits einen Konflikt zwischen Tuberkulinie und Sykose (die Gesellschaft der Laistrygonen versus Odysseus)[14]. Sehr spekulativ kann man annehmen, dass der gerade tuberkulinisch werdende Odysseus (Sulph-Med) den sykotischen Laistrygonen unterlegen wäre. Hält er sich deshalb zurück?

---

[13] Nach FREUD sollte es eigentlich die Kastration sein. Weiter FREUD folgend, könnte man rückblickend die Blendung des Polyphem als Kastration auffassen, in der von FREUD anhand der Blendung des Ödipus aufgestellten Ähnlichsetzung.

[14] Auf den ersten Blick kann man sich die Vernichtungsorgie der Laistrygonen auch als syphilinisch denken. Aber was ist ihr Ergebnis? Ruhe, Sykotische Ruhe und Ordnung.

Kirke

Es scheint, dass Odysseus nach dem Erlebnis mit den Kyklopen eher dazu tendiert, seine Mannschaft vorzuschicken. So auch auf der Insel Aiaia, deren Herrscherin Kirke ist. Odysseus' Männer gehen voraus.
Odysseus ist durch die Probleme, die sich mit den letzten Abenteuern ergeben hatten, vorsichtig geworden: Es werden zwei Gruppen gebildet und nach Losentscheid geht die Gruppe des Eurylochos voran. Sie begegnen der Kirke.

a) Wer ist Kirke?

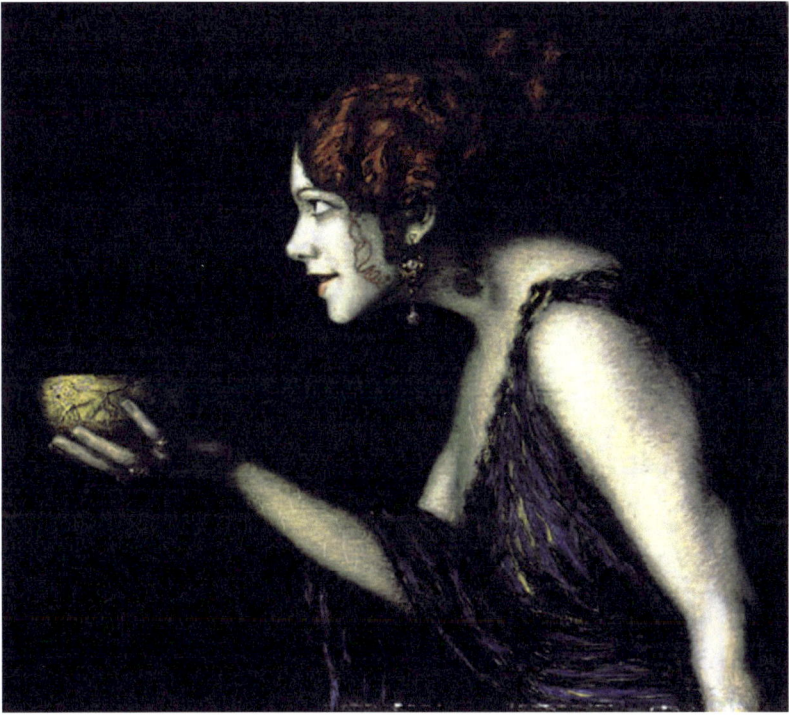

Sie wird bei HOMER als Göttin vorgestellt. Genealogisch ist sie die Tochter von Helios und der Okeanide Perse und damit in der Tat eine Unsterbliche. Und sie hat Zauberkräfte, kann Menschen (Männer, so weit bekannt) in Tiere verwandeln.

Bei WALKER gibt es noch eine weitere Information:

> *Kirkes Insel Aiaia war ein Begräbnis-Heiligtum. Der Name bedeutete „Klagen". Kirke selbst war der Totenvogel <u>kirkos</u>[15], der Falke... Als Kreis (oder Zirkel) war Kirke mit der Omphale von Lydien mit ihrem Spinnrad identisch: eine Schicksals-Spinnerin, Weberin des Menschenschicksals.*

In der Tat finden Odysseus' Männer Kirke webend vor:

> *Singend webete Kirke den großen unsterblichen Teppich,*
> *Fein und lieblich und glänzend, wie aller Göttinnen Arbeit.*
> (X,222 f)

Wenn es so ist, wie WALKER vermutet, dann ist Kirke eine besondere Göttin, indem sie sich in der Nähe jener befindet, die noch hinter den Göttern stehen - den Parzen. Eine Beziehung zum Schicksal und zum Tod unterstellen wir ihr so. Aber - wie sich zeigen wird - auch eine Beziehung zur Liebe und zum Leben. Was ist es, das sie da singend webt? Es ist nicht irgendein Teppich, sondern es *ist der große unsterbliche Teppich*! Auch die Männer, die sie besuchen, sprechen davon, dass jemand am *großen Gewebe* wirkt. Was kann dieses Große Gewebe sein? Der Weltzusammenhang? Oder des Gewebe des Lebens einzelner Menschen?

b) Männer und Schweine

> *Und sie setzte die Männer auf prächtige Sessel und Throne,*
> *Mengte geriebenen Käse mit Mehl und gelblichem Honig*
> *Unter pramnischen Wein und mischte betörende Säfte*
> *In das Gericht, damit sie der Heimat gänzlich vergäßen.*
> *Als sie dieses empfangen und ausgeleeret, da rührte*
> *Kirke sie mit der Rute und sperrte sie dann in die Kofen.*
> *Den sie hatten von Schweinen die Köpfe, Stimmen und Leiber,*
> *Auch die Borsten; allein ihr Verstand blieb völlig wie vormals.*
> (X, 233 ff)

Eurylochos kann Odysseus von dem Geschehen berichten, da er - Böses ahnend - zurückblieb.

---

[15] Unterstreichung D. Elendt, im Original kursiv

Es gibt hier zwei Motive: Das Vergessen der Heimat - wie bei den Lotophagen - und die Verzauberung in Schweine.

Zunächst muss bemerkt werden, dass Kirke zwar diese Männer in Schweine verwandelt, dass aber die Möglichkeiten der Verwandlung in Tiere offenbar breiter sind. *Bergwölfe und mähnichte Löwen* (X, 212ff) begegnen den Männern in der Gegend von Kirkes Haus, aber nicht als wilde Tiere, sondern als solche, die sich wie Hunde gebärden, wenn sie den Hausherren wiederkehren sehen. Nun aber die Verwandlung in Schweine.

Man bedenke, wenn man diese Verwandlung als böse Tat auffasst, dass die letzte Frauengestalt, denen Odysseus' Männer begegnet sind, die Frau des Antiphas war und die vernichtenden Folgen, die jene Begegnung hatte. Hier geht es nicht um Vernichtung, sondern um Verwandlung. Es wäre genauer zu untersuchen, welche Bedeutung diese Verwandlung in Schweine hat und warum Odysseus ihr später trotzen kann. Ich kann hierzu nur Assoziationen beitragen. Die erste Assoziation entstammt dem, was WALKER über Kirke schreibt: Sie meint, dass es sich bei dieser Verwandlung um die Verwandlung in Opferschweine gehandelt hat. Zwar findet sich im Text (jedenfalls in der VOSS-Übersetzung) nichts davon, dass diese Schweine zum Opfer bestimmt sein sollten, aber es ist denkbar, indem das Schwein ein häufig gebrauchtes Opfertier war (wenngleich bei HOMER eher Rinder- Ziegen- und Schafopfer berichtet werden).

Laut CAMPBELL und FRAZER gibt es eine Verbindung von den Schweinen zum Demeter/Persphone-Mythos, und von dort zu den antiken Thesmophorien, einem Fest, an dem nur Frauen teilnehmen durften und das wiederum in Verbindung zum Demeter/Persephone-Mythos steht.

Für die Männer des Odysseus handelt es sich um ein Geschehen, welches mit großer Angst verbunden ist. Es könnte sich um die Angst vor der Geburtsumkehr, vor dem Wiederverschlungenwerden handeln. In der Tat zeigt sich an Eurylochos, dass diese Angst größer ist als die vor dem Tode. Im Hades führt man zwar eine merkwürdige, schattenhafte Existenz, aber zumindest bleibt der Ruhm und wohl auch ein Teil der Identität erhalten (und man kann immerhin hoffen, nicht im Hades, sondern auf den Inseln der Seligen zu landen). Das regressive Wiederverschlungenwerden durch das weibliche Prinzip kann da als bedrohlicher erscheinen. Als Gegenargument zu dieser Deutung muss allerdings erwähnt werden, dass die Verwandelten ihre Vernunft behalten - was aber die Männer nicht wissen. Hingegen sehen sie Wölfe und Löwen, die sich wie Haustiere verhalten - auch eine solche Verwandlung wäre eines Kriegers unwürdig und damit in ihrer Vorstellung schlimmer als der Tod. Durch eine Frau gezähmt...

Sehen wir uns aber weiter an, was mit Odysseus geschieht, der ja bisher von der Verwandlung nicht betroffen ist:

c) Odysseus' Rettung

Odysseus begegnet, als er seinen verwandelten Gefährten zu Hilfe eilen will, Hermes höchstpersönlich, und dieser empfiehlt ihm ein Kraust names Moly, das im Garten der Kirke wächst und das den Zauber Kirkes unwirksam zu machen in der Lage ist.
Ich frage mich jedoch, ob es tatsächlich (nur) dieses Kraut war, das Odysseus vor der Verwandlung geschützt hat. Kirkes verwunderte Rede unter dem Eindruck der Tatsache, dass sich Odysseus nicht verwandeln lässt, ermöglicht auch eine andere Interpretation:

> *Staunen ergreift mich, da dich der Zaubertrank nicht verwandelt!*
> *Denn kein sterblicher Mensch ist diesem Zauber bestanden,*
> *Welcher trank, sobald ihm der Wein die Zunge hinabglitt.*
> *Aber du trägst ein unbezwingliches Herz in dem Busen!*
> (X, 326ff)

Hier ist nicht die Rede von einem Gegenzauber oder einem Pharmakon, das die Verwandlung verhindern kann. Vielmehr vermutet Kirke, dass Odysseus' *unbezwingliches Herz* die Verwandlung verhindert hat. Vielleicht geht es eben darum: Wer ein *unbezwingliches Herz* hat, der entgeht der regressiven Verwandlung!
Aber nicht ganz! In ein Schwein wurde Odysseus zwar nicht verwandelt, aber die betörenden Säfte, die die Heimat vergessen lassen, haben dann wohl doch bei Odysseus gewirkt. Erst seine (zurückverwandelten) Männer bringen ihn nach einem Jahr dazu, dass er Kirke entsagt und die Fahrt wieder aufnimmt. Auch wenn es schwer fällt.

d) Homöopathisch

Die Verwandlung von Männern in Schweine lässt sich in der Sprache der Materia medica bzw. des Repertoriums nicht wirklich fassen, die Rubrik „*Wahnidee - Schweine; Männer seien*" (nur Hyoscyamus) gibt die Tatsächlichkeit dieser Verwandlung nicht wieder.
Allerdings kann man sich doch mit Odysseus befassen und damit, dass in ihm jede Bestrebung, nach Hause zu kommen, verloren gegangen ist. Ein ganzes Jahr bleibt er bei Kirke, ihre erotischen und kulinarischen Verlockungen ge-

nießend. Offenbar hat er alles vergessen, hat keinen eigenen Willen mehr. Seine Gefährten müssen ihn erinnern, dass das Ziel doch ein anderes sei: nach Ithaka zurückzufinden.

Offenbar befindet sich Odysseus dieses ganze Jahr über in einem veränderten Bewusstseinszustand, der seinen eigentlichen Wunsch, nach Hause zurückzukehren, beseitigt und ihn willenlos gemacht hat. Das lässt sich repertorisieren:

1	Gemüt - Traum; wie in einem	111
2	Gemüt - Heimweh	90
3	Gemüt - Fehler; macht - Zeit; in bezug auf die - Vorstellung vom Begriff der Zeit verloren; hat die	16
4	Gemüt - Liebe - überschwenglich	14
5	Gemüt - Abschied - Trennung fällt schwer	1
6	Gemüt - Gleichgültigkeit, Apathie - Wünsche noch irgendwelchen Willen; hat weder	4
7	Gemüt - Wille - Verlust der Willenskraft	54
8	Gemüt - Sinnlichkeit	24

	olib-sac.	merc.	calc.	hell.	hyos.	nat-m.	phos.	ant-c.	kali-p.	lach.
	5/5	4/8	4/7	4/7	4/7	4/7	4/7	4/6	4/6	4/6
1	-	1	2	2	2	2	2	2	1	2
2	1	3	2	2	1	2	2	1	2	1
3	1	-	-	-	-	-	-	-	1	1
4	1	-	-	-	2	-	-	1	-	-
5	1	-	-	-	-	-	-	-	-	-
6	-	-	-	1	-	-	-	-	2	-
7	-	2	2	2	-	2	1	-	-	-
8	1	2	1	-	2	1	2	2	-	2

Diese Repertorisation geht in zwei Richtungen: Einerseits Helleborus mit dieser Abgestumpftheit, andererseits die Verliebtheit, Hingabe und die Sinnlichkeit von Olibanum (wobei ich in letzterer Hinsicht auch an Vanilla denke). Auch an Calcium carbonicum wäre zu denken, da es sich ja um einen regressiven Vorgang handelt, der in einen Zustand des Rundherum-Versorgtseins weist. Die anderen aufgeführten Mittel erscheinen mir wenig wahrscheinlich. Zu bemerken ist, dass die Verwendung der Rubrik „Heimweh" zweifelhaft erscheint. Ich habe sie verwandt, weil Heimweh tatsächlich ein Thema dieser Episode (und der ganzen Odyssee) ist, und weil man - obgleich der Wunsch der Rückkehr nach Ithaka passager vergessen ist - die Situation tatsächlich als Rückkehr in eine fast schon carcinosinisch zu nennende Aufgehobenheit ansehen kann - die Rückkehr in ein romantisches Paradies. Und diese Vorstellung verbinden wir meist mit der Heimat (was immer man darunter auch verstehen mag).

Entscheiden, welches Mittel zu geben wäre, kann ich nicht.

Nun spielt aber eine Pflanze eine entscheidende Rolle in der Geschichte: Moly, das Kraut, das die Verwandlung in ein Schwein verhindern konnte.

e) Moly

Folgendes wissen wir über Moly, das Antidot zu Kirkes Zauber:

> *Also sprach Hermeias und gab mir die heilsame Pflanze,*
> *Die er dem Boden entriß, und zeigte mir ihre Natur an:*
> *Ihre Wurzel war schwarz und milchweiß blühte die Blume;*
> *Moly wird sie genannt von den Göttern. Sterblichen Menschen*
> *Ist sie schwer zu graben; doch alles vermögen die Götter.*
> (X, 302)

An der kulturhistorischen Diskussion, um welche Pflanze es sich handeln könnte, will ich mich nicht beteiligen. Aber die Frage, ob in der Repertorisation eine Pflanze vorkommt, die passen könnte, ist doch interessant (auch dann, wenn es sich eigentlich um ein Antidot zu irgendwelchen betörenden Säften gehandelt hat). Drei Pflanzen sind unter den ersten zehn Mitteln: Olibanum sacrum, Helleborus niger und Hyoscyamus niger.

Olibanum sacrum hat weiße Blüten, über die Farbe der Wurzel weiß ich nichts. Ich kann mir aber sehr gut vorstellen, dass Olibanum einen Zustand wie dem, in dem sich Odysseus befindet, verursachen kann, einen Zustand, in dem uns unsere irdischen Ziele entschwinden zugunsten einer Art Ekstase. Bei WACHSMUTH und WACHSMUTH gibt es Hinweise dafür, ebenso wie Hinweise darauf, dass Weihrauch als Antidot für andere Drogenwirkungen verwendet werden kann.

Helleborus niger hat eine weiße Blüte und eine schwarze Wurzel. Zudem war die Pflanze schon in der Antike als Mittel gegen Wahnsinn und Melancholie bekannt, was sehr gut passt. Insbesondere wurde sie zum Niesen verwendet - durch Niesen können Dämonen ausgeworfen werden.

Hyoscyamus würde zu der Wahnidee, Männer seinen Schweine passen. Allerdings ist die Blüte nicht weiß.

Ein Mittel aus dieser Repertorisation will ich im assoziativen Sinne noch erwähnen, obwohl es keine Pflanze ist: Antimonium crudum. Es ist eines der „romantischsten" Mittel und es wird von CLARKE als Mittel für Schweine bezeichnet.

f) Miasmatisch

Partiell ist die Situation ähnlich derjenigen bei den Lotophagen. Hier wie dort geht es darum, den Wunsch nach der Rückkehr in die Heimat zu vergessen. Oben habe ich bereits davon geschrieben, dass einerseits der Wunsch nach Rückkehr als regressiv aufgefasst werden kann, dass man aber andererseits die Heimat als Identität auffassen kann und den Verlust des Wunsches nach Heimat als Identitätsverlust. Hier geht der Identitätsverlust noch weiter, indem die Männer des Odysseus durch die Einwirkung Kirkes auch noch ihre menschliche Gestalt verlieren. Man könnte also auch hier wieder von einem carcinosinischen Ereignis reden. Bei Odysseus ist es allerdings anders. Odysseus verliert nicht seine menschliche Gestalt, aber dann doch einen Teil seiner Identität, indem auch bei ihm der Wunsch, in die Heimat zurückzukehren, eine Weile aufgehoben wird.

Mir erscheint diese Situation recht ähnlich zu der von Faust, als er auf der Suche nach Helena fast den tuberkulinisch-erotischen Verlockungen der Nymphen erliegt. Auch sie versprechen ihm Ruhe von seiner Sehnsucht. Und die Begleiterinnen der Kirke sind ebenfalls Nymphen. Man sollte also die Situation des Odysseus während dieses Jahres als tuberkulinisch-carcinosinisch ansehen[16]. Als Tuberkulinie mit Sehnsucht nach der Carcinosinie - beides wird auf dieser Insel erfüllt.

Faust wird durch Chiron vor der Unbewusstheit gerettet - und von ihm zum Eingang des Hades gebracht. Odysseus retten seine Männer, in denen nach der Zurückverwandlung in Menschen der Wunsch nach der Rückkehr in die Heimat wiedererstanden ist. Und so wie Faust nach seiner Errettung den Gang zum Hades antritt, um Helena zu finden, muss auch Odysseus diesen Weg antreten, um nach Hause zu finden.

---

[16] Man ist versucht, die Verwandlung in Schweine mit der „Schweinchenkrankheit, der Skrophulose in Verbindung zu bringen. Das will ich aber hier nicht durchführen, weil die Spekulation zu groß würde und weil nicht genug davon verstehe. Man lese bei GIENOW nach.

Die Unterwelt

Es handelt sich um eine Reise, die höchst gefährlich ist und die in Odysseus Angst und Entsetzen auslöst. Ohne die genauen Opferanweisungen, die er von Kirke erhält, könnte er diesen Gang nicht wagen. Odysseus geht diesen Weg auch nur aus einem Grunde: Um mit Teiresias zu sprechen und von ihm Hinweise zu seiner weiteren Reise zu erhalten - denn Teiresias war schon im Leben ein Seher und ist es noch im Tode:

> *Ihm gab Persephoneia im Tode selber Erkenntnis,*
> *Und er allein ist weise; die anderen sind flatternde Schatten.*
>
> (X, 494 f)

Teiresias, der schon im Leben Weiser und Seher war, weissagt dem Odysseus tatsächlich den weiteren Verlauf seines Lebens und was er beachten muss, um unversehrt nach Hause zu kommen. Damit ist es aber nicht nicht zu Ende:
Er begegnet dann seiner Mutter und dabei gibt es eine anrührende Szene, die gleichwohl psychisch problematisch ist. Von Odysseus befragt, wie sie denn zu Tode gekommen sei, antwortet seine Mutter:

> *Bloß das Verlangen nach dir und die Angst, mein edler Odysseus,*
> *Dein holdseliges Bild nahm deiner Mutter das Leben!*
>
> (XI, 203)

Odysseus' Abwesenheit ist der Grund für den Tod seiner Mutter? Man bedenke, was Teiresias gesagt hat: Die Bewohner des Hades sagen die Wahrheit, wenn sie vom Opferblut getrunken haben! Diese Äußerung seiner Mutter muss Odysseus zerreißen! Er muss sich schuldig finden an ihrem Tode, dadurch, dass er Sohn ist und dass er sich wie ein solcher verhalten hat: Söhne[17] verlassen ihre Mütter. Sie müssen es tun. Die Mütter bleiben zurück, und es gelingt ihnen, ein Leben ohne den Sohn zu führen oder eben nicht. Kaum einem Sohn wird aber so unzweifelhaft wie Odysseus vor Augen geführt, welche Schuld sich damit verbindet - unschuldige Schuld, Seins-Schuld.
Odysseus Reaktion ist einmal wieder regressiv geprägt:

> *... da schwoll mein Herz vor inniger Sehnsucht,*
> *Sie zu umarmen, die Seele von meiner gestorbenen Mutter*

---

[17] Auch Töchter verlassen ihre Mütter. Das liegt allerdings etwas außerhalb meines Erfahrungsbereiches, weshalb ich dazu nichts sagen möchte - jedenfalls nicht an dieser Stelle. Außerdem geht es hier um Odysseus.

> ...
> *Wollen wir nicht in der Tiefe, mit liebenden Händen umschlungen,*
> *Unser trauriges Herz durch Tränen einander erleichtern?*
> (XI, 204 ff)

Man mache sich klar, was das bedeutet: Odysseus befindet sich am Rande des Hades und möchte sich mit seiner Mutter weiter in die Tiefe begeben - dorthin, von wo es keine Rückkehr mehr gibt. Das kann man wiederum als regressive Tendenz, hin zur Carcinosinie auffassen: mit der Mutter *mit liebenden Händen umschlungen*. Das wäre aber auch das Ende der Existenz. Dazu kommt es aber nicht
Nun könnte Odysseus einfach gehen. Er weiß, was er wissen wollte und er hat sogar seine Mutter gesehen. Aber etwas hält ihn: Er möchte mehr sehen, mehr erfahren. Er ist neugierig und diese Neugier ist stärker als die Furcht. Nur zwei Begegnungen möchte ich hier herausheben. Die eine ist die mit Agamemnon, die schließlich zu der Empfehlung führt. Odysseus möge sich *von dem Weibe nimmer [...] lenken* lassen (XI, 441). Man kann das verstehen, denn immerhin ist Agamemnon durch die Hand einer Frau - seiner Frau - ums Leben gekommen. Ja, und Odysseus kann dem beipflichten: *Wie viele sind Helenens halber gestorben!* (XI, 438). So gibt es in Odysseus am Rande des Ais zwei unterschiedliche Haltungen: Das Hingezogensein zur mütterlichen Weiblichkeit und die Ablehnung der erotischen Weiblichkeit auf seiner Bewusstseinsstufe. Und das, nachdem er von Kirke kommt! Oder ist Kirke doch mehr mütterlich - mit Fleisch und Wein versorgender Nahrungs-Ouroboros (NEUMANN)?
Nach Agamemnon erscheint Achilleus. Diese Begegnung erscheint mir sehr wichtig. Achilleus stellt im Angesicht des Hades alles in Frage, was sein Streben zu Lebzeiten war:

> *Preise mir nicht tröstend den Tod, ruhmvoller Odysseus.*
> *Lieber möcht ich fürwahr dem unbegüterten Meier.*
> *Der nur kümmerlich lebt, als Tagelöhner das Feld baun,*
> *Als die ganze Zahl vermoderter Toter beherrschen.*
> (XI, 488 ff)

Ruhm und Ehre, insbesondere im Vergleich mit den Ahnen, von denen sie abstammen, war eines der hauptsächlichen Ziele im Trojanischen Krieg, hinzu kam entweder - auf der Seite der Belagerer - das Verlangen nach Beute (Wertsachen und Frauen) oder - auf der Seite der Troer - der Schutz des Besitzes und der Familie. Auch Odysseus macht da keine Ausnahme. Achilleus' betrübte Aussage sollte ihn belehren, dass all das wenig bedeutet. Beute bedeutet im Angesicht des Todes nichts und Ruhm bedeutet ebenfalls nichts! Das alte

Weltbild ist erschüttert - erschüttert muss auch Odysseus sein. Dennoch kehrt er zu Kirke zurück, um dort einen Gefährten zu begraben, von dessen Tod er nichts wusste, dem er aber am Rande des Ais begegnet ist. Von Kirkes Insel macht er sich - mit einigen weiteren Ratschlägen - wieder auf den Weg.

Wenige Informationen bietet die Episode am Rande des Ais, in denen Odysseus den verschiedensten Totengeistern begegnet, aber ich will dennoch eine Repertorisation versuchen:

1	Gemüt - Angst - Gewissensangst	124
2	Gemüt - Tod - wünscht sich den Tod, möchte sterben	101
3	Gemüt - Furcht - Entsetzen, panische Furcht	48
4	Gemüt - Klagen	124
5	Gemüt - Wahnideen - tot - Personen, sieht tote	76
6	Gemüt - Verwegenheit	49
7	Gemüt - Neugierig	39
8	Gemüt - Abneigung - Frauen; gegen	18

	sulph.	aur.	plat.	puls.	phos.	lach.	bell.	caust.	calc.	carc.
	8/13	7/14	7/10	7/10	7/8	6/11	6/9	6/8	6/7	6/7
1	3	4	2	2	1	2	2	2	1	2
2	3	3	1	1	1	2	2	2	1	1
3	1	1	1	1	1	-	1	1	1	1
4	2	2	1	1	1	2	1	1	2	1
5	1	1	2	-	2	2	2	1	1	-
6	1	2	1	2	-	-	1	1	-	1
7	1	1	-	1	1	1	-	-	1	1
8	1	-	2	2	1	2	-	-	-	-

Ich möchte an den tuberkulinischen Odysseus auf Kirkes Insel erinnern. Das hier, der Aufenthalt am Rande des Ais, ist kaum tuberkulinisch zu nennen. Es ist entweder regressiv - in die Richtung der Carcinosinie gerichtet oder es ist syphilinisch. Die an der Spitze stehenden Mittel scheinen mir eher für letzteres zu sprechen (auch Sulphur hat eine syphilinische Seite).

Die Sirenen

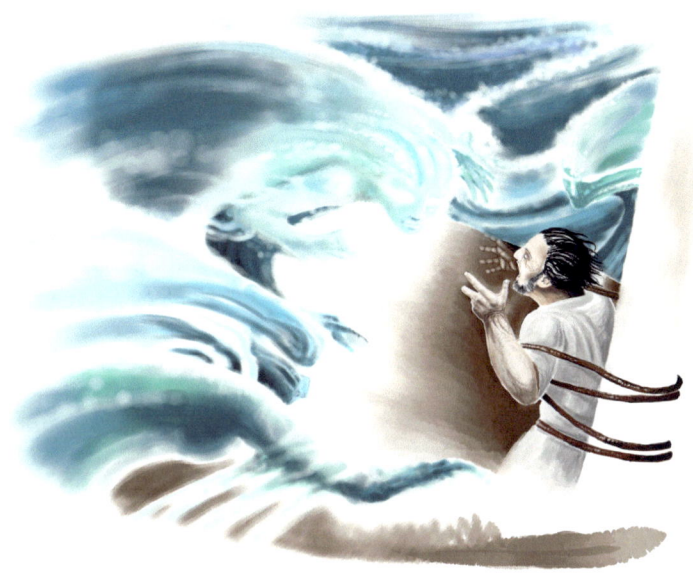

Die künstlerische Absicht, welche die neuere Musik in dem verfolgt, was jetzt, sehr stark aber undeutlich, als »unendliche Melodie« bezeichnet wird, kann man sich dadurch klarmachen, daß man ins Meer geht, allmählich den sicheren Schritt auf dem Grunde verliert und sich endlich dem wogenden Elemente auf Gnade und Ungnade übergibt: man soll schwimmen.
NIETZSCHE: „Menschliches, Allzumenschliches" - NIETZSCHE-Werke Band 1, S. 789

Man ist versucht, diesem NIETZSCHE-Zitat "… oder untergehen" hinzuzufügen. Letzteres bewirkt nämlich der Gesang der Sirenen: Wer sie hört, stirbt. Die Insel der Sirenen bedecken Knochen. Es scheint, dass jemand, der ihren Gesang hört, alle anderen Bestrebungen hinter sich lässt und nur noch dem Gesang lauschen will. Wie man dabei zu Tode kommt, schildert HOMER nicht.

Vorstellbar ist Ertrinken, nachdem man sich nicht mehr beherrschen konnte und ins Wasser gesprungen ist, oder auch Verhungern und Verdursten auf der Insel, weil nichts anderes mehr zählt als der Gesang.

Wenn man sich die hochgradigen Mittel in der Rubrik „*Musik - Verlangen nach*" ansieht, so fallen hier in erster Linie Carcinosinum und Tarentula auf. Um Tarentula scheint es sich nicht zu handeln, denn unter Tarentula stelle ich mir das Verlangen nach Musik vor, das mit Tanzen verbunden ist - eben Tarantella. Auch Carcinosinum mag es zu tanzen, auch Carcinosinum hat Rhythmusgefühl, aber bei Carcinosinum scheint mir im Vordergrund zu stehen, dass sie Musik ganz ausfüllt, dass sie sich in der Musik wiegen bzw. von ihr gewiegt werden, in ihr aufgehen. Bei dem oben zitierten NIETZSCHE-Satz denke ich ganz besonders an Carcinosinum. Ich denke auch an das ursprüngliche Schwimmen und Gewiegt-Werden im Uterus. Das Verlangen danach ist natürlich wiederum regressiv - es lenkt von den willensbezogenen Zielen der Person ab, es ist so regressiv, dass seine Verwirklichung die Person und ihren Willen verschwinden lässt. Die Erfüllung der Sehnsucht nach der ursprünglichen Heimat des Anfangs[18] ist das Ende der Existenz. Dennoch besteht diese Sehnsucht. Und sie ist stark. Wer den Sirenengesang hört, kann ihm nicht widerstehen, niemand kann das (jedenfalls bei HOMER und jedenfalls für die Menschen, die er beschreibt)[19]. Auch Odysseus hätte keine Chance, weshalb er zu dem bekannten Trick greift, seinen Männern die Ohnen mit Wachs zu verstopfen, sich selbst aber mit offenen Ohnen an den Mast binden zu lassen. Leider erfahren wir nicht, was in Odysseus vorging. Aber er überlebt. Wird er den Gesang der Sirenen jemals wieder vergessen können?

Es ist hier weiter zu erwähnen, dass es nicht allein der anmutige Gesang als solcher zu sein scheint, der die Sirenen so unwiderstehlich macht. Sie werden auch als Vermittler von Sinneslust insgesamt gesehen[20] und führen den Menschen in Versuchung. Zu dem Gesang kommt die Verheißung von unbegrenztem Wissen, über das die Sirenen verfügen:

> *Uns ist alles bekannt, was ihr Argeier und Troer*
> *Durch der Götter Verhängnis in Trojas Fluren geduldet:*
> *Alles, was irgend geschieht auf der lebenschenkenden Erde!*
> (XII, 189 ff)

---

[18] WINNICOTT formuliert, dass im Anfang unsere Heimat liegt. Im englischen Original heißt das aber „Home is where we start from", was einen völlig anderen Sinngehalt hat.

[19] Wer hätte nicht eine Melodie, die ihn oder sie mit einer solchen Sehnsucht erfüllt! Viele haben sich auch schon vorgestellt, dass diese Melodie bei ihrer Beerdigung gespielt werden soll.

[20] Wissen und Sinneslust wurden nach IMBACH als Hauptverführungen der Sirenen gesehen.

Das ist in der Tat eine Verlockung. Die Sirenen haben vollständige Kenntnis der Vergangenheit und der Gegenwart (und von einem deterministischen Standpunkt aus sollte man meinen, dass aus diesem vollständigen Wissen auch das Wissen um die Zukunft folgt). Deterministisch ist in der Tat die Vorstellung der Zeit: Alles, was geschieht, wird determiniert durch die Götter. Aber nicht mehr ganz bei Odysseus. Dieser hat einen eigenen Willen und einen eigenen Plan - wie es einem psorisch-narzisstischen Ich auch zukommt. Für das narzisstische Ich kann Wissen sehr wertvoll sein („*Lernen - Verlangen zu lernen*"). Mit Wissen über die mir gegenüberstehende Welt kann ich (wenn auch nur scheinbar) Macht über diese Welt gewinnen. Aber es ist mehr: Dieses Wissen ist nicht nur das Wissen über die Welt, sondern es ist auch das Wissen über Odysseus. Alles über sich selbst zu wissen, würde Odysseus zerstören (wie es schon so viele vor ihm zerstört hat). Es würde bedeuten, dass es kein Erwägen mehr gäbe, keinen Willen und keine Entscheidung. Es mag ja sein, dass alles determiniert ist in der physischen Welt. Es mag ja sein, dass alles von den Göttern bestimmt ist (oder alles nach strengen Regeln von Ursache und Wirkung abläuft). Aber daneben gibt es noch die menschliche Welt in der es solche Dinge wie die Vernunft, den Willen und Freiheit gibt. Der Determinismus ist für uns ein theoretischer, denn wir kennen den Willen der Götter oder das Spiel von Ursache und Wirkung nicht (oder nur teilweise). Es bleibt Raum für Freiheit. Alles zu wissen - oder auch nur, alles wissen zu können, müsste uns zerstören, denn es bleibt vom Ich, dem Träger des Willens, der Entscheidungen und der Freiheit, nichts mehr übrig. Die Schlange im Paradies hat uns nur das Wissen über Gut und Böse versprochen. Schon das macht uns große Probleme. Das Wissen um alles würde uns umbringen.
Und diese Sehnsucht nach dem Wissen um alles ist Selbstüberhebung, Hybris. Das Gegenteil von Sokrates: Ich weiß, dass ich alles weiß, oder ich weiß zumindest, wie ich dieses Wissen erlangen kann.
Drei Richtungen sind es damit, in welche das Ich durch die Sirenen gezogen wird: das Verströmen der Individualseele im Meer (wie Homunculus im „Faust"), was das Ende des Ichs zur Folge hat, das Verführtwerden durch Sinnesreize und das absolute Wissen, welches auch das Ende des Ichs zur Folge hat. Das eine ist die Richtung der Carcinosinie, die zweite die Tuberkulinie und das dritte die Syphilinie.

1	Gemüt - Lernen - Verlangen zu lernen	4
2	Gemüt - Verlangen, Wunsch nach - voller Verlangen	59
3	Gemüt - Musik - agg.	40
4	Gemüt - Musik - Verlangen nach	31

5	Gemüt - Neugierig	39
6	Gemüt - Verwegenheit	49
7	Gemüt - Tod - wünscht sich den Tod, möchte sterben	101

	carc.	aur.	sulph.	ign.	sep.	acon.	puls.	ambr.	dulc.	lyc.
	6/9	5/8	5/7	4/7	4/7	4/6	4/6	4/5	4/5	4/5
1	-	-	1	-	-	-	-	-	-	1
2	1	-	1	1	-	-	2	1	1	-
3	2	1	-	2	3	3	-	2	-	2
4	3	1	-	1	-	-	-	-	2	-
5	1	1	1	-	1	1	1	1	1	1
6	1	2	1	3	1	1	2	-	-	-
7	1	3	3	-	2	1	1	1	1	1

In der Tat sind in der probeweisen Repertorisation drei Mittel prominent: Carcinosinum, Sulphur und Aurum, Vertreter von Carcinosinie, Psora und Syphilinie. Zu dem Ergebnis der letzten Repertorisation ist Carcinosinum gekommen. Carcinosinum entspricht der Furcht vor und der Sehnsucht nach dem Aufgehen in einem Größeren (im Meer, in der unendlichen Melodie), Aurum könnte eher dem in seiner Übersteigerung tödlichen Wunsch nach Wissen entsprechen[21].

Zu erwähnen ist zu der hier abgedruckten Repertorisation, dass der Wunsch zu sterben nur zwischen den Zeilen vorhanden ist. Man setzt sich nicht umsonst einer solchen Gefahr aus[22]. Wenn man die „Odyssee" unter dem Blickwinkel eines Todeswunsches liest, erklärt sich nicht nur die Episode mit den Sirenen,

---

[21] Aber Aurum entspricht auch der Verzweiflung darüber dass wir nicht wissen können (Faust, Vers 364). In der Tat scheint mir zumindest für den Faust des Anfangs Aurum das passendste Mittel zu sein.

[22] KAFKA meint in seiner Bearbeitung „Das Schweigen der Sirenen", dass die Nutzlosigkeit von Ketten und Wachs gegen den Ruf der Sirenen allgemein bekannt war. Aber die Sirenen schweigen. Dieses Schweigen könnte heißen: „Du bist völlig allein, es gibt nichts, was wir dir sagen könnten oder wollten, und das Aufgehen in einem Größeren ist in Wirklichkeit nichts als Verlöschen". Und das ist genauso tödlich für ein narzisstisch-psorisches Ich. Das einzige, was Odysseus in diesem Falle retten kann, ist, dass er glaubt, den Gesang zu hören. Oder aber - was KAFKA für möglich hält, er täuscht vor zu wähnen, dass er den Gesang der Sirenen hört. Das wäre dann aber ein Odysseus, der in der Bewusstseinsentwicklung deutlich weiter fortgeschritten wäre als der homerische. Er müsste ja dafür sogar sich selbst gegenüber einen exzentrischen Standpunkt einnehmen. Und das kann der homerische Odysseus noch nicht.

sondern noch einiges mehr. In diesem Sinne kann möglicherweise die „Odyssee" die FREUDsche Zweiteilung der Triebe (Eros und Thanatos) gut illustrieren. Das ist jedoch hier nicht mein Thema.

Skylla und Charybdis

Das Lied der Sirenen ist verlockend, womöglich, weil es die Selbstauflösung im Ursprung oder die ultimative Erkenntnis im Ende verheißt. Gleichzeitig besteht aber vor dem damit verbundenen Ende der Existenz auch große Angst.
Die Seite dieser Angst wird durch Skylla und Charybdis weiter betont, die beide eine enorme Bedrohung für Leib und Leben des Schiffers darstellen. Beide - Skylla wie Charybdis - haben mit Verschlungenwerden zu tun, eine Gefahr, die bei den Sirenen nicht vordergründig sichtbar ist, aber dennoch besteht.
Charybdis ist ein Meerungeheuer, das dreimal am Tag das Wasser einsaugt und danach wieder ausstößt. Schiffe und Schiffer sind dadurch natürlich vom Untergang bedroht. Das kleine Schiff ist ohnehin dem Meer (Poseidon) ausgeliefert. Man kann aber immerhin versuchen, diesen durch Opfer gnädig zu stimmen. Bei Charybdis ist das offenbar nicht möglich. Man kann auch hier wieder von einer großen Gefahr für das Bewusstsein sprechen: einfach aufgesogen zu werden.
Bei Skylla ist es ähnlich, aber doch noch etwas spezifischer. Skylla ist das Produkt der Kirke. Beide waren in denselben Mann verliebt. Durch den Zauber Kirkes wurde Skylla verwandelt: Aus ihrem Unterleib wuchsen sechs Hunde.
Wenn man die Bedrohung durch die Charybdis mit einem allgemeinen Verschlungenwerden gleichsetzen kann, bekommt die Gefahr bei Skylla eine spezifischere Note: Es kann kaum ein passenderes Bild für die Vagina dentata geben, ein Symbol, das sich von Charybdis dann doch unterscheidet, indem in ihm die Angst vor dem Verschlungenwerden in Psora und Tuberkulinie transportiert erscheint, wo sie sich als Angst vor Sexualität und Kastration spezifisch ausgestaltet.
Zudem hat Skylla Fangarme, mit denen sie Männer vom Schiff holen kann. Auch das kann mit dem Bild des Verschlungenwerdens in Verbindung gebracht werden. Man kann in diesem Zusammenhang an die Riesenkraken denken, die in der Legende sogar ganze Schiffe in die Tiefe ziehen können. Angst vor dem Verschlungenwerden wäre das, die sich dann auch in anderer Form manifestieren kann: als Angst vor dem Umzingeltwerden und Angst vor dem Umschlungenwerden. Das alles kann natürlich ineinander übergehen.
Mir scheint, dass wir hier das Spannungsfeld von Ambivalenz gegenüber der eigenen Mutter und gegenüber der fremden Frau vor uns haben, eine Span-

nung, die durch die Aufnahme in den Männerbund gemildert werden kann. Durch die Taten des Helden - den Kampf gegen Ungeheuer[23] - kann sich der Jüngling schließlich aus dem Männerbund lösen und der (oft als Lohn des bestandenen Kampfes versprochenen) Jungfrau zuwenden. Odysseus kündigt in der Auseinandersetzung mit Skylla den Bund mit seinen Schiffsgenossen auf, indem er bewusst sechs von ihnen opfert, um selbst zu überleben. Auch in der nächsten Episode wird klar, dass sich Odysseus aus diesem Bund weitgehend gelöst hat, denn seine Genossen werden Verrat an ihm begehen, indem sie seine Weisungen nicht befolgen.

Die Rinder des Sonnengottes Helios

Jedes junge und unreife Ich hat ein Problem: Es hat Wünsche und die Umgebung ist nicht immer bereit, diese zu erfüllen. Manchmal sollen sie gar nicht erfüllt werden, manchmal soll noch eine Zeit vergehen, bis sie erfüllt werden. Das auszuhalten, muss erst gelernt werden. Wir sprechen von Triebaufschub und Frustrationstoleranz.
Auf der Insel, an der Odysseus nun anlegt, weiden die Rinder des Sonnengottes, eine Herde, die an Zahl immer gleich bleibt. Niemand darf eines davon wegnehmen oder hinzufügen.
Wird es gelingen, das Gebot einzuhalten? Odysseus gelingt es, aber seiner Mannschaft gelingt es nicht. Man leidet nämlich Hunger. Diesen Trieb aufzuschieben, bis man irgendwann auf eine andere Insel gelangt, ist ihnen noch nicht möglich (und es wäre wohl auch uns nur schwer möglich). Dem Hunger nicht nachzugeben, wenn fette Rinder in der Nähe sind, ist eine sehr schwere Aufgabe.
Man kann es noch deutlicher machen, indem man den Sonnengott als Symbol für Bewusstsein und Vernunft ansieht. Die Vernunft sagt, dass es ein großer Fehler wäre, gegen das Verbot zu handeln, aber der Trieb (hier der Hunger) sagt das Gegenteil. Die Aussage ist letztendlich, dass es so oder so ausgehen kann - und dass der Ausgang wohl von dem Reifegrad der Person abhängt. Odysseus schafft es, seine Mannschaft nicht. Nun ja - man kann die Mann-

---

[23] Oft werden Drachen und Schlangen als die Ungeheuer, die es zu besiegen gilt, dargestellt. Von FREUD wurde dabei an einen symbolischen Kampf gegen den Vater gedacht. Hier, bei Odysseus, ist es anders. Kirke, die Sirenen, Skylla und Charybdis sind durchweg weiblich. Auch bei den Laistrygonen war der große Schreck, den die Männer erlitten, durch den Anblick der Königin (der Mutter) bedingt (nachdem sie vorher die Königstochter - das fremde Mädchen - angesprochen hatten). Einzig die Kyklopen werden als männliche Wesen geschildert und sind so eventuell mit dem Vater in Verbindung zu bringen (der Vater will allerdings - in Gestalt von Poseidon - Odysseus ebenfalls verschlingen). Dieses Überwiegen der konkreten Bedrohung durch das Weibliche steht eher in Übereinstimmung mit NEUMANN, für den die Lösung von der Mutter die entwicklungspsychologisch bedeutendere Rolle spielt.

schaft auch als eine eher triebhafte Partialpersönlichkeit von Odysseus selbst sehen, die sich gegen den Entschluss der Hauptpersönlichkeit durchsetzt.
Und wer dem Gebot des Sonnengottes nicht folgt, der wird Poseidon - sozusagen dem Gegenspieler - übergeben.
Man muss sich aber auch vorstellen, wie hart diese Prüfung ist. Irgendwann wird irgend jemand das Verbot übertreten (was übrigens auch Teil der Persönlichkeitsentwicklung ist).
Homöopathisch scheint mir diese Situation wiederum recht gut zu Sulphur zu passen. Es ist dieses „Ich will aber!!!", das nicht nach Argumenten fragt, die dagegen sprechen, sondern unbedingt will. Und dabei ist zu bemerken, dass sich Odysseus von diesem unbedingten Wollen schon etwas gelöst hat, dass er - wie schon bemerkt - erwägen kann, nachdenken, ob die unmittelbare Wunscherfüllung nicht doch auf lange Sicht Nachteile haben könnte. Odysseus hat diese Frustrationstoleranz bereits, seine Mannschaft noch nicht.
Die Nachteile für Odysseus sind klar: Er war auf dem Wege nach Hause, wird jedoch abermals weit zurückgeworfen, wird schiffbrüchig, verliert den Rest seiner Mannschaft, muss sich noch einmal vor Charybdis retten.
Es gibt noch eine letzte Bedrohung für Odysseus - eine, die eigentlich gar keine Bedrohung ist: Es ist die Bedrohung durch das Paradies (oder was wir auf dieser Welt dafür halten). Eine neue Insel ist das - Ogygia -, auf der er ganze sieben Jahre bleiben wird.

Kalypso

> *Am besten geschäh' dir*
> *Du legtest dich nieder,*
> *Erholtest im Kühlen*
> *Ermüdete Glieder,*
> *Genössest der immer*
> *Dich meidenden Ruh;*
> *Wir säuseln, wir rieseln,*
> *Wir flüstern dir zu.*
> (GOETHE, Faust, 7263)

Das sagen die Nymphen zu Faust, als er auf der Suche nach Helena ist. Fast gibt er dem nach. Fast hätte auch Odysseus auf der Insel der Kirke dem nachgegeben. Seine Männer haben ihn davor gerettet. Jetzt hat er keine solche Hilfe mehr. Er ist vollkommen allein. Kalypso zieht den Schiffbrüchigen aus dem Wasser und nimmt ihn bei sich auf.

Auch Kalypso ist eine Nymphe und sie verspricht Odysseus viel: ewige Jugend, Überfluß und Unsterblichkeit. Was sie ihm auf ihrer Insel Ogygia verspricht (und hält), ist nichts weniger als das irdische Paradies. Odysseus nimmt an und bleibt sieben Jahre bei ihr.

In der Odyssee begegnet Odysseus dem Leser das erste Mal im fünften Gesang - eben auf der Insel der Kalypso:

> *Weinend saß er am Ufer des Meers. Dort saß er gewöhnlich*
> *Und zerquälte sein Herz mit Weinen und Seufzen und Jammern*
> *Und durchschaute mit Tränen die große Wüste des Meeres.*
> (V, 82)

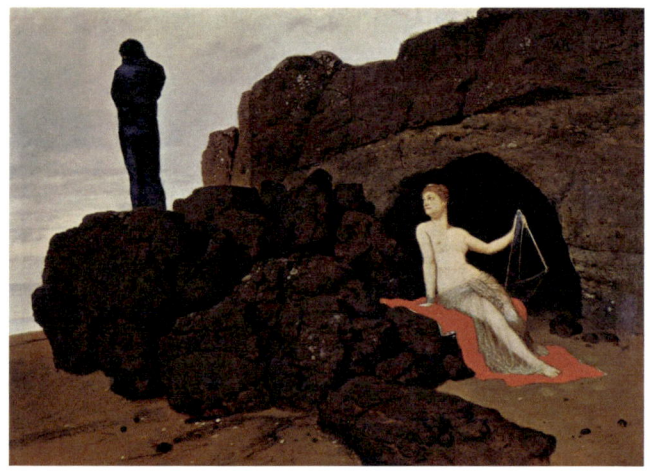

In Arnold BÖCKLINs Bild ist die Beziehung zwischen Kalypso und Odysseus (man vermutet, am Ende des siebenten Jahres) deutlich zu sehen. Odysseus blickt auf das Meer, während Kalypso am Eingang einer Grotte lockend sitzt.

> *Und sie kamen zur Grotte, die Göttin und ihr Geliebter.*
> *[...] Ihm reichte die heilige Nymphe*
> *Allerlei Speis und Trank, was sterbliche Männer genießen,*
> (V, 194)

Natürlich repräsentiert Kalypso eine erotische Verlockung, aber es ist noch mehr: Es ist die ganze Fülle des Paradieses. Diese kann keine Menschenfrau bieten. Die Göttin Kirke konnte es und die Nymphe Kalypso kann es. In diesem Angebot schwingt neben der erotischen Verlockung die mütterliche Versorgung mit. Odysseus will aber nicht mehr der Sohngeliebte (Neumann) sein. Er sehnt sich hinweg von Kalypso. So tut Kalypso, was eine gute Mutter tut: Sie lässt ihn gehen, natürlich nicht ohne gute Ratschläge und ohne Beistand (sie tut es nicht ohne den Befehl von Zeus, der meint, dass es nun Zeit sei).

Und wieder kann man im miasmatischen Sinne von dem Übergang von der Carcinosinie zur Psora sprechen - von dem Übergang, der sich schon die ganze Zeit durch diese Betrachtung zieht.

Aber es ist natürlich nicht nur dieser Übergang. Die Beziehung zu Kalypso ist natürlich auch tuberkulinisch - das steht sogar im Vordergrund. Aber es muss zur Trennung kommen. Odysseus muss erneut ganz allein auf einem Floß aufs Meer hinaus. Das ist natürlich hauptsächlich psorisch, aber es ist auch innerhalb des Übergangs von der Carcinosinie zur Psora die letzte Zuspitzung: die Syphilinie. Hier eine mögliche Repertorisation:

1	Gemüt - Langeweile	109
2	Gemüt - Hause, zu - Verlangen, nach Hause zu gehen	54
3	Gemüt - Verlangen, Wunsch nach - voller Verlangen	59
4	Gemüt - Reisen - Verlangen nach	58
5	Gemüt - Heimweh	90
6	Gemüt - Seufzen	154
7	Gemüt - Jammern	109
8	Gemüt - Wille - widersprüchlich	20
9	Gemüt - Mutterfixierung	11

	lach.	bry.	ign.	puls.	phos.	nat-m.	rhus-t.	sil.	positr.	calc-p.
	9/12	6/12	6/11	6/9	6/8	6/7	6/7	6/7	6/6	5/11
1	1	-	1	-	1	1	1	-	1	3
2	2	3	-	1	-	-	1	1	-	1
3	1	1	1	2	1	1	1	1	1	-
4	1	1	2	-	2	1	-	-	1	3
5	1	2	3	1	2	2	-	2	1	1

	lach.	bry.	ign.	puls.	phos.	nat-m.	rhus-t.	sil.	positr.	calc-p.
6	2	3	3	1	1	1	2	1	1	3
7	2	2	1	3	1	1	1	1	-	-
8	1	-	-	-	-	-	1	-	-	-
9	1	-	-	1	-	-	-	1	1	-

Es ist zu bemerken, dass diese Repertorisation das Ende von Odysseus' Aufenthalt bei Kalypso meint. Die carcinosinischen Mittel sind entsprechend nicht vorhanden. Miasmatisch kann ich das nicht klar zuordnen, außer so, dass wiederum die Psora prominent ist (was sich aber in der Repertorisation nicht klar widerspiegelt)
Dass Odysseus nach dieser Trennung erneut in Gefahr gerät, kann man als selbstverständlich auffassen.

Was ist das Schicksal desjenigen Mannes, dem es gelingt, sich aus der Rolle des Sohngeliebten zu lösen? Irgendwann kann er sich selbst und aus sich selbst identifizieren und das auch sagen. Und irgendwann begegnet er dem fremden Mädchen: Nausikaa - ein menschliches Mädchen.

Ich bin Odysseus!

Einiges hat der Dulder Odysseus durchgestanden, jetzt ist er ganz allein. Er hat nicht einmal mehr sein Schiff. Auf einem selbstgezimmerten Floß muss er sich auf dass Meer hinauswagen. Und Poseidon kann ihm immer noch nicht verzeihen. Er muss sein Floß aufgeben und auch die schönen Kleider, die ihm Kalypso geschenkt hat. Er muss ins Meer springen und sich schwimmend behaupten. Dieser Odysseus - ein Mann allein[24] -, der sich gegen alle Unbill und selbst gegen die Götter behauptet hat, kommt nun nackt auf eine letzte Insel, die der

---

[24] Mit dieser Formulierung denke ich an zweierlei: Zum einen an Fausts Worte kurz vor seinem irdischen Ende:
> Stünd ich, Natur! vor dir ein Mann allein
> Da wär's der Mühe wert, ein Mensch zu sein. (11406 f)

Zum anderen an das Vorwort zu KIERKEGAARDs „Die Krankheit zum Tode":
> [...] das Wagnis zu unternehmen, ganz man selbst zu werden, ein einzelner Mensch, dieser bestimmte einzelne Mensch, allein vor Gott, allein mit dieser ungeheuren Anstrengung und mit dieser ungeheuren Verantwortung.

Beides scheint mir auf Odysseus zuzutreffen, insbesondere auf den Odysseus, den wir bei den Phaiaken (und danach) vor uns haben.

Phaiaken. Kann es eine schönere Geschichte zum Thema der Wiedergeburt geben[25]?

Auf dieser Insel trifft er Nausikaa, des Königs Tochter. Es scheint zwischen den Zeilen zu stehen, dass sich zwischen Odysseus und ihr eine ganz zarte Beziehung anbahnt. Aber wirklich nur zwischen den Zeilen. Vordergründig gibt sie ihm Kleider, so dass er am königlichen Hof erscheinen kann. Dort wird der Fremdling willkommen geheißen und freundlich aufgenommen und bewirtet[26]. Schließlich stellt ihm Alkinoos, der König, die entscheidende Frage, wer er sei. GEBSER hat auf die Größe der Worte aufmerksam gemacht, die bei dieser Gelegenheit fallen:

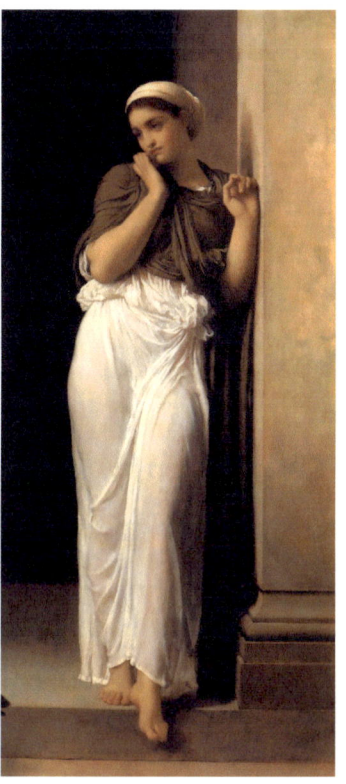

> *Ich bin Odysseus, Laertes' Sohn, durch mancherlei Klugheit*
> *Unter den Menschen bekannt, und mein Ruhm erreichet den Himmel.*
> (IX, 19 f)

Nun gut, diese Worte der Vorstellung klingen auf den ersten Blick nicht so groß, wie sie GEBSER sieht, aber ich folge ihm gern, wenn er schreibt, dass sie es sind.

Erinnern wir uns, was Odysseus sagte, als er sich das letzte Mal vorgestellt hat: Es war den Kyklopen gegenüber (s. oben).

Dort sprach er von sich in der dritten Person und er definierte sich wohl mit seinem Namen und mit dem Zusatz des *Laertes Sohn*. Jetzt heißt das etwas

---

[25] Man muss allerdings sagen, dass diese Insel nicht ganz von unserer Welt ist.
> *[...] denn sehr geliebt von den Göttern*
> *Wohnen wir abgesondert im wogenrauschende Meere*
> *An dem Ende der Welt und haben mit keinem Gemeinschaft.* (VI, 203 f)
Das ist eine andere Variante des irdischen Paradieses!

[26] Susan NEIMAN führt aus, dass es ein Zeichen von Zivilisation ist, dem Fremden Speise, Trank und Geschenke zu reichen, <u>bevor</u> man ihn nach seinem Namen fragt. Dem ist unbedingt zuzustimmen („Moralische Klarheit", S. 328)!

anders, aber entscheidend anders: „Ich bin Odysseus!" Ausrufezeichen! Erste Person[27]! Im 24. Gesang wird er das seinem Vater gegenüber noch einmal bekräftigen, wenn er sagt:

> Vater, ich bin es selbst, mein Vater, nach welchem du fragest.
> (XXIV, 320)

Odysseus ist nun Subjekt geworden, ist Ich geworden.
Aber jetzt gibt es eine Zäsur, denn das ist die Stelle, an der Odysseus seine ganze Geschichte erzählt - gewissermaßen zwischen den Zyklen.
Er ist schon psorisch, aber noch nicht zu Hause. Und er wird schlafend nach Hause zurückgebracht. Das ist noch einmal als carcinosinisch zu deuten, denn erst, wenn er zu Hause ist, beginnt der neue Seinszyklus [28].

D) Odysseus auf Ithaka

Als ich die Odyssee das erste Mal las, war ich an dieser Stelle überrascht, wie viele Seiten noch vor mir lagen, obwohl doch die Irrfahrt beendet war und alles gut sein müsste. Ich stellte mir die Frage, warum HOMER die Zeit von der Landung auf Ithaka bis zum Erhalt seiner alten Rechte so ausführlich gestaltet. Die Antwort ist eigentlich einfach: Niemand erkennt ihn! Als den Anderen („Ich, Odysseus"), der er jetzt ist, ist das natürlich nicht möglich. Mit einer Ausnahme: sein alter Hund erkennt ihn, denn er ist von der Abstammung her - von der Genetik her - vom Geruch her - kein anderer geworden. Und das ist es, was sein Hund allein und allein sein Hund wahrnehmen kann. Den Menschen muss er beweisen, dass er immer noch „Odysseus, des Laertes Sohn" ist (auch wenn er psychisch bereits „Ich, Odysseus" ist). Nur dann kann er wieder in seine alten Rechte eintreten.
Und selbst wenn man ihn erkennte, wäre das für ihn gefährlich, denn er hat auf Ithaka zunächst keine Verbündete.
Aber es ist nötig, etwas detaillierter zu werden.

---

[27] Man kann in diesem Zusammenhang an Kinder denken, die oftmals zunächst von sich selbst ebenfalls in der dritten Person sprechen, bevor dann dieses unbändige sulphurisch-psorische ICH WILL! entsteht. Im ersten Falle sehen sie sich gewissermaßen selbst als Objekt und es gibt noch kein wirkliches Subjekt. Selbst wenn sich mit der Äußerung in der dritten Person öfters schon ein Wunsch verbindet, ist dieser noch nicht subjekt-zentriert. Es ist durchaus vorstellbar, dass heute die Entwicklung zu diesem ICH WILL! schneller geht als bei den Menschen, die HOMER beschreibt.

[28] In der „Unendlichen Geschichte" ist der Ort, an den Atreju und Fuchur schlafend gebracht werden, Auryn, der Ursprung. Hier ist es die Heimat - also auch so etwas wie der Ursprung. Schlafen heißt auch im Sinne des Tagesbewusstseins unbewusst zu werden.
Es wäre insgesamt sehr interessant, die „unendliche Geschichte" mit Ilias und Odyssee in Verbindung zu bringen.

Erwacht weiß Odysseus zunächst nicht, wo er ist. Das hat Athene bewirkt. Sie will erst mit ihm reden, bevor er weiß, dass er sich in der Heimat befindet.

> *Alles erscheint daher dem ringsumschauenden König*
> *Unter fremder Gestalt: Heerstraßen, schiffbare Häfen,*
> *Wolkenberührende Felsen und hochgewipfelte Bäume.*
> XIII, 194

Dann erscheint ihm Athene und eröffnet ihm, dass er sich tatsächlich in der Heimat befindet, aber dass er gerade dort gefährdet ist - durch die Freier, die sich um Penelope bewerben. Um seinen Thron wieder einzunehmen, ist erneut List erforderlich. Athenes Beitrag hierzu ist neben dem Rat, den sie gibt, die Verwandlung Odysseus' in einen alten Bettler.

Die Fähigkeit zu lügen

> *Wer nicht lügen kann, weiß nicht, was Wahrheit ist.*
> NIETZSCHE („Also sprach Zarathustra)

Man könnte diesen Satz entwicklungspsychologisch auch anders formulieren: Erst wer ein Ich-Bewusstsein entwickelt hat, wer Ich ist, kann behaupten, er sei ein anderer.
Die erste menschliche Person, der Odysseus begegnet, ist der Sauhirte Eumaios. Und diesem tischt er - zwar auf Rat von Athene, doch aus eigener Erfindung - eine Lügengeschichte über seine Herkunft auf, die eine reife Leistung in der umstrittenen Disziplin des Lügens darstellt. Und das, obwohl Eumaios eindeutig auf seiner Seite steht, indem er die Rückkehr des Odysseus erfleht.
Es ist das erste Mal, dass in der Odyssee eine Lüge solchen Umfangs auftaucht. Es ist aber nicht die erste Lüge überhaupt. Polyphem zu sagen, er sei „Niemand", ist meines Erachtens die erste Lüge Odysseus'.
Ich habe oben schon ausgeführt, dass ich diese Aussage nicht - wie ADORNO und HORCKHEIMER vermuteten - als Verlust des Selbstes interpretieren mag. Vielmehr meine ich, dass es sich um eine klare Lüge handelt - und damit um einen Fortschritt hinsichtlich des Bewusstseins - das Gegenteil von dem, was die genannten Autoren meinen. Man könnte in der Dolonie (X.Gesang der Ilias) eine Lüge vermuten, aber das ist nicht sicher: Zwar stellt Odysseus dem ertappten Spion Dolon in Aussicht, dass er überleben soll, obwohl er dann doch zu Tode kommt. Das geschieht aber durch Diomedes, so dass - da wir auch von keiner Absprache zwischen den beiden erfahren - Odysseus keine Lüge nachgewiesen werden kann. Natürlich ist auch der Pferde-Trick der Lüge nahe und

natürlich ist das Verschweigen der Tatsache, dass die Passage zwischen Skylla und Charybdis nicht ohne Opfer möglich ist, der Lüge nahe. Aber eben nur nahe. Nun, nach Ithaka zurückgekehrt, ist Odysseus in der Lage, eine ganze Lügengeschichte zu erzählen.

Man könnte meinen, dass Odysseus im Laufe der Zeit in der Verwendung von Lügen fortschreitet und sie in seiner Lügengeschichte gegenüber Eumaios zur Perfektion bringt.

An dieser Stelle erhebt sich eine weitere Frage: Wo wird eigentlich in der Ilias gelogen? Meines Wissens gar nicht. Ich vermute, deshalb, weil sie noch gar nicht dazu in der Lage sind, weil sie eben noch kein fest gefügtes Ich haben, sondern allenfalls Ich-Inseln. Bei Odysseus ist das mittlerweile anders. Hier die Rubriken, die man in diesem Zusammenhang verwenden könnte (das ist keine Repertorisation):

1	Gemüt - Lügner	33
2	Gemüt - Heuchelei	11
3	Gemüt - Hinterhältig, hinterlistig, falsch, verschlagen	50
4	Gemüt - Unehrlich	13
5	Gemüt - Manipulierend	11

	puls.	sulph.	sil.	tarent.	thuj.	lach.	lyc.	nux-v.	arg-n.	calc.
	5/7	5/7	5/6	4/5	4/4	3/5	3/5	3/5	3/3	3/3
1	1	1	1	1	1	-	1	1	1	1
2	2	2	2	-	-	-	3	1	-	-
3	1	1	1	2	1	3	1	3	1	1
4	1	1	1	1	1	1	-	-	1	1
5	2	2	1	1	1	1	-	-	-	-

Es gibt immer Menschen, die dem durchschnittlichen Bewusstseinsstand ihrer Zeit voraus sind. Odysseus scheint einer von ihnen zu sein. Die Besonderheit, die wir an ihm wahrnehmen, ist, dass sich in dem beschriebenen Zeitraum eine Entwicklung nachweisen lässt - auch anhand der Fähigkeit zu lügen.

Eumaios, Telemachos, Penelope

Eumaios, der Sauhirte, ist der erste Mensch, dem Odysscus begegnet - in seiner von Athene veränderten Gestalt, in der er ein alter und zerlumpter Bettler ist. Dennoch wird er von Eumaios, der auf die Rückkehr seines Königs Odysseus wartet, die Hoffnung aber fast aufgegeben hat, freundlich aufgenommen. Keine Spur ist mehr davon, dass sich der Wert eines Menschen nach seinem Ruhm, seiner Abstammung und seinem Besitz bestimmt. Und Eumaios ist keine Randfigur, sondern nach der Landung des Odysseus auf Ithaka tragende Person der Handlung. Eumaios steht deutlich auf der Seite des Odysseus, dennoch wird er von ihm belogen.
Was ist mit Penelope? Sie steckt in einem Dilemma. Sie wird von den Freiern bedrngt, wartet aber noch immer auf Odysseus, obwohl es wohl kaum noch wahrscheinlich ist, dass er heimkehren wird - nach einer solch langen Zeit. Aber sogar sie wird von Odysseus zunächst belogen. Einzig Telemachos, sein Sohn, wird von ihm eingeweiht.
Sicher ist dieses Misstrauen nicht unangebracht, aber es geht schon sehr weit. Seiner alten Amme, die ihn an einer Narbe erkennt, droht er gar mit dem Tode, wenn sie ihn verrät. Mir scheint, dass sich mit der Tatsache, dass er sich einzig seinem Sohn anvertraut, doch noch die alte Selbstdefinition durch Abstammung verbirgt - nur andersherum: „Der einzige, dem ich traue, ist Blut von meinem Blute."

Hinsichtlich des vorigen Themas der Lügen, haben wir in Penelope ebenfalls eine Lügnerin vor uns: Sie „trickst" die Freier aus, indem sie vorgibt, an einem Gewand für Laertes zu weben, damit dieser einmal anständig bestattet werden kann - ein akzeptabler Grund nach allgemeiner Meinung - und dass sie nach dessen Fertigstellung ihre Wahl vollziehen wird. In Wahrheit trennt sie das Gewebe jede Nacht wieder auf. Nun ja - Penelope ist nun einmal Odysseus' Frau. Und Telemachos täuscht ebenfalls andere, aber auf genaue Anweisung seines Vaters.

Die Kämpfer und der Kampf

Natürlich ist Odysseus der strahlende Held, dem es gelingt, seinen Bogen zu spannen und durch die zwölf Äxte zu schießen.
Das allein reicht aber nicht. Vielmehr ist Odysseus immer wieder von Zweifeln heimgesucht: Einerseits zweifelt er, dass es ihm gelingen kann, gegen die Freier zu obsiegen. Andererseits fällt es ihm aber auch schwer zu warten, bis die Situation günstig ist.

„*Gefühl, dominiert vom Verstand*" ist hier abermals eine mögliche Rubrik.
Andererseits zögert er aber auch und er scheint - tatsächlich - auch Angst vor der unvermeidbaren Auseinandersetzung zu haben. Athene muss ihm mehrfach beistehen und ihm Mut machen.
Vier Männer sind es am Ende, die den Freiern gegenüberstehen und sie schließlich besiegen: Odysseus und Telemachos, der Schweinehirt Eumaios und der Rinderhirt Philötios. Das sind nur wenige Mitkämpfer, aber es sind die Vertreter der oberen (Rinder des Helios) und der unteren (Schweine) Welt.
Dazu kommt die Unterstützung von Athene, der Tochter von Zeus höchstpersönlich. Unter diesen Voraussetzungen ist es für die Freier ein aussichtsloser Kampf. Der Kampf gestaltet sich dann gnadenlos. Nicht nur Tod im Kampf ereignet sich, sondern auch Folter und schließlich Hinrichtung der untreuen weiblichen Bediensteten durch Erhängen.
Am Ende des Mordens nimmt Odysseus eine Reinigungsprozedur vor:

> *Aber Odysseus sprach zu der Pflegerin Eurykleia:*
> *Alte, bringe mir Feuer und fluchabwendenden Schwefel,*
> *Daß ich den Saal durchräuchre...*
> (XXII, 480 ff)

Die letzten Prüfungen

Eine Prüfung muss Odysseus noch bestehen und eine weitere gibt er auf.
Die erste, die er bestehen muss, stammt von seiner Frau Penelope. Zwar hat er bereits die Freier besiegt, aber er muss noch seine Frau zurückgewinnen. Aber Penelope ist skeptisch. Zwar glaubt sie, Odysseus wiederzuerkennen, aber sie ist sich nicht sicher. Es könnte sich auch um einen Betrüger handeln. Auch Penelope ist besonnen und gibt sich ihren Gefühlen nicht unmittelbar hin - wohlgemerkt nach 20 Jahren!
Natürlich besteht Odysseus die Probe (es ging um das Geheimnis des ehelichen Bettes, das nur ihnen beiden und einer Dienerin bekannt war).
Der letzte, der davon erfährt, dass Odysseus zurückgekommen ist, ist sein Vater Laertes. Und auch ihm sagt es Odysseus erst nach einer Weile, während der er die Gesinnung seines Vaters prüft.

> *Dann bedacht er sich hin und her, mit wankendem Vorsatz,*
> *Ob er ihn küssend umarme, den lieben Vater, und alles*
> *Sagte, wie er nun endlich zur Heimat wiedergekehrt sei,*
> *Oder ihn erst ausfragte, um seine Seele zu prüfen.*
> (XXIV, 234)

Laertes besteht die Prüfung, aber man fragt sich, warum sie denn überhaupt nötig war. Verstehen kann man die Heimlichtuerei den Freiern gegenüber, von denen ja tatsächlich eine mögliche Gefahr ausging. Aber die sind bereits besiegt. Und von seinem alten Vater geht mit Sicherheit keine Gefahr für Leib und Leben aus. Haben wir hier womöglich eine verspätete oder reaktivierte ödipale Situation vor uns? Ich vermag es nicht zu sagen, weil es nicht viele Informationen über das Verhältnis der beiden vor Troja gibt.

Nachdem nun noch die Götter ihren Segen geben und dafür sorgen, dass die Angehörigen der Freier ihren Schmerz und ihre Rachegefühle vergessen (nachdem es noch einmal einen Kampf gab), ist alles gut und wir verlassen die Geschichte und mit ihr Odysseus und Penelope, die wir in der Wiedereinsetzung ihrer alten Liebe sehen. Aber kann das eigentlich sein?

Odysseus auf Ithaka könnte man wie folgt repertorisieren:

1	Gemüt - Orientierungssinn - vermindert	65
2	Gemüt - Verstecken - sich	40
3	Gemüt - Haß - Rachsucht; Haß und	23
4	Gemüt - Argwöhnisch, mißtrauisch	147
5	Gemüt - Töten, Verlangen zu	77
6	Gemüt - Zweifelt	72
7	Gemüt - Pläne - macht, schmiedet viele Pläne	36
8	Gemüt - Lügner	33
9	Gemüt - Hinterhältig, hinterlistig, falsch, verschlagen	50
10	Gemüt - Geheimnistuerisch, verschlossen	44
11	Gemüt - Gefühle, Emotionen, Gemütsbewegungen - beherrscht; vom Verstand, Intellekt	9
12	Gemüt - Grausamkeit	56
13	Gemüt - Beharrlichkeit	29

	lach.	nux-v.	nat-m.	lyc.	op.	sulph.	nit-ac.	bell.	hyos.	verat.
	10/17	10/16	10/13	9/15	9/14	9/13	9/12	8/13	8/13	8/11
1	-	-	1	1	2	1	-	1	2	2
2	1	-	-	-	1	-	-	3	1	1

59

	lach.	nux-v.	nat-m.	lyc.	op.	sulph.	nit-ac.	bell.	hyos.	verat.
3	1	2	3	-	-	-	2	-	-	-
4	3	2	1	4	2	3	2	2	2	1
5	2	2	1	2	1	1	1	2	3	-
6	2	1	-	2	-	2	1	1	1	2
7	1	1	1	-	1	2	-	-	-	-
8	-	1	1	1	3	1	-	-	-	2
9	3	3	2	1	2	1	1	2	1	1
10	1	1	1	2	1	-	1	1	1	1
11	-	-	1	1	-	-	1	-	-	-
12	2	2	-	-	1	1	2	1	2	1
13	1	1	1	1	-	1	1	-	-	-

D) Weitere Bemerkungen

Odysseus und die Götter

> *Allen Gewalten*
> *Zum Trutz sich erhalten,*
> *Nimmer sich beugen,*
> *Kräftig sich zeigen,*
> *Rufet die Arme*
> *Der Götter herbei!*
> Goethe

Es ist nicht so, dass Odysseus etwa die Götter nicht achtete oder gar negierte (das kann auch gar nicht sein, hat er doch mehrfach direkten Kontakt mit mindestens zweien von ihnen: Athene und Hermes). Aber in der Ilias lesen wir häufig, dass der Mensch dem Urteilsspruch der Götter vollkommen ausgeliefert ist. Das Gefühl einer solchen vollkommenen Abhängigkeit scheint mir bei Odysseus nicht mehr vorzuliegen. Vielmehr ist er ein deutliches Beispiel dafür, dass man zumindest versuchen kann, sich dem Zugriff der Götter zu entziehen. So wie die Lüge nur dadurch möglich ist, dass man über einen psychischen

Bereich verfügt, der vollkommen privat und anderen nicht zugänglich ist, kann man auch die Vorstellung entwickeln, dass es in einem gewissen Grade möglich ist, sich von den Göttern zu emanzipieren. Susan NEIMAN formuliert, dass *seine Ehrfurcht [...] geprüft und auf ein vernünftiges Maß gebracht worden* ist (S. 345).
Athene anerkennt Odysseus' relative Unabhängigkeit von den Göttern ausdrücklich:

> *Geist erforderte das und Verschlagenheit, dich an Erfindung*
> *Jeglicher Art zu besiegen, und käm auch einer der Götter!*
> (XIII, 291f)

Odysseus hat sich von einer fatalistischen Religonsauffassung bzw. einem Schicksalsbegriff im Sinne von fatum wegbewegt zu einem Schicksalsbegriff, der die eigene Gestaltungsmöglichkeit einschließt, etwa im Sinne des germanischen wyrd[29].
Die Tatsache, dass der Mensch in der Lage ist, sein Schicksal selbst in die Hand zu nehmen, scheint mir gewissermaßen das Motto der ganzen Odyssee zu sein (im Gegensatz zur Ilias), denn bereits im ersten Gesang (Vers 32) spricht Zeus deutliche Worte zu diesem Thema:

> *Welche Klagen erheben die Sterblichen wider die Götter!*
> *Nur von uns, wie sie schrein, kommt alles Übel; und dennoch*
> *Schaffen die Toren sich selbst, dem Schicksal entgegen, ihr Elend.*

Er spricht das auf der Götterversammlung, in der beschlossen wird, dem Odysseus die Heimkehr zu ermöglichen, ihm, der aus eigener Kraft versucht, Poseidon zu trotzen.
Es ist nicht einfach zu denken, was denn das Schicksal sei: Ist es der Wille der Götter (oder das gnadenlose Wirken der Naturgesetze), treiben wir auf einem Meer des Zufalls, nicht wissend, auf welche Insel wir demnächst gespült werden - zu den Kyklopen oder zu Kalypso - oder können wir selbst bestimmen, was geschieht? Mir scheint, dass es in der Odyssee genau darum geht. Die Antworten, die gegeben werden, sind vielleicht nicht mehr die unseren, sie zeugen aber vom Ringen um eine adäquate Vorstellung vom Verhältnis von eigenem Willen und Schicksal. Das ist ein Thema, das erst in der Psora aufscheinen kann.

---

[29] Diese Differenzierung des Schicksalsbegriffes stammt von CAMPBELL.

Die Odyssee - Geschichte einer Rückkehr?[30]

Ich weiß nicht mehr, wer den Satz prägte, Heimat sei der Ort, an den man zurückkehren könne, ohne dass einem Fragen gestellt würden. Das ist mit Ithaka nicht ganz so. Odysseus werden eine Menge Fragen gestellt, er selbst stellt eine Menge Fragen und er muss sich anfangs verbergen, gar einen großen Kampf ausfechten, bevor ihn die Heimat wieder aufnimmt.
Man könnte auch sagen, Heimat sei der Ort, wohin man gehen kann, ohne dass einem Fragen gestellt werden. Diesen Ort hatte Odysseus gefunden: bei Kalypso. Im irdischen Paradies des Ursprungs, wo es keine Zeit und kein Alter gibt. Sieben Jahre blieb er dort und doch musste er diesen Ort, wo ihm keine Fragen gestellt wurden, wieder verlassen, um in eine ungewisse Zukunft aufzubrechen - mit einem Floß über das Meer. Er wußte ja nicht einmal, ob es jenen Ort und jene Menschen, die einmal sein Zuhause ausmachten, überhaupt noch gibt. Aber er musste dorthin. Und natürlich kann es nicht wirklich eine Rückkehr sein - nicht nach 20 Jahren und vielen Abenteuern. Die Heimat ist nicht mehr so wie sie war und Odysseus ist nicht mehr so, wie er war. Es muss ein neuer Ort sein, an den er „zurückkehrt", und es muss eine andere Penelope sein, die es erneut zu gewinnen gilt. Und er ist ein anderer Odysseus.
Und dann gibt es noch DANTE, bei dem im XXVI. Gesang Odysseus die Geschichte seines Todes erzählt. Das ungleiche Paar Odysseus - Diomedes ist dort in einer einzigen Flamme vereint. Odysseus erzählt davon, dass er sich eben nicht nach zu Hause zurückgesehnt hat:

> *Als ich von Circen schied, die mich ein Jahr*
> *und länger bei Gaëta festgehalten.*
> *Eh's so benannt noch von Äneas war,*
> *Da ließ ich nicht das Mitleid für den alten*
> *Gebeugten Vater, nicht die Gattenpflicht*
> *Noch Vaterzärtlichkeit im Herzen walten.*
> *Sie tilgten all in mir das Sehnen nicht,*
> *Die Welt zu sehn und alles zu erkunden,*
> *was sie besitzt, wie das, was ihr gebricht.*
> (DANTE, Die Göttliche Komödie, Die Hölle, XXVI, 91ff)

---

[30] Meist wird es als eine Rückkehr gesehen. So sah etwa PLOTIN die Rückkehr des Odysseus als Bild für die Rückkehr der Seele zu ihrem Prinzip (zit, nach IMBACH, S. 72). Ken WILBER würde es als romantische Vorstellung bezeichnen, dass es eine solche Rückkehr geben könnte und viel mehr sagen, dass die prä- und transpersonale Bewusstseinsstadien nicht verwechselt werden sollten. Ich bin geneigt, eher WILBER zuzustimmen.

Odysseus kehrt bei Dante nicht nach Ithaka zurück, sondern er segelt diesmal über die Grenzen der bewohnten Welt hinaus, indem er die Säulen des Herakles (Gibraltar) hinter sich lässt. Am sechsten Tag erblicken sie einen gigantischen Berg. Bevor sie dort anlegen können, erleiden sie Schiffbruch und die Wogen schließen sich über ihnen.

Ist Odysseus deshalb in der Hölle, weil er die engen Grenzen, die den Menschen örtlich, zeitlich und hinsichtlich des Wissens und der Macht gegeben sind , hinausschieben will, weil es ihn von Insel zu Insel treibt?[31]
Kann es womöglich sein, dass die Götter uns darum beneiden?
Oder ist es doch eher so, wie Goethe meinte?

Wer immer strebend sich bemüht,
Den können wir erlösen
(Faust, 11936f)

E) Noch einmal: homöopathisch

Es fällt mir schwer, für Odysseus ein Mittel zu finden, welches über die ganze Odyssee hinweg passt. Es fällt mir aber auch schwer, eine Reihe von Mitteln zu finden. Auch die miasmatische Zuordnung fällt mir schwer. Aber vielleicht sollte ich mit dieser beginnen:
Entscheidend ist für mich, dass Odysseus während der ganzen Irrfahrt um eine neue Identität ringt und sie schließlich auch gewinnt. Das kann man als die Entwicklung von der Carcinosinie zur Psora auffassen, wie ich es bereits mehrfach angedeutet habe. Diese Entwicklung kulminiert in dem Satz „Ich bin Odysseus" (s. oben). Sie ist aber ständig von Rückschlägen bedroht und sie ist grundsätzlich ambivalent. Sowohl die Carcinosinie hat ihre Verlockungen und ihre Ängste als auch die Psora. Entsprechend sind die Mittel Carcinosinum und Sulphur in der ganzen Geschichte gegenwärtig, vielleicht noch Calcium carbonicum.

---

[31] ASSMANN schreibt hierzu, im christlichen Rahmen habe sich Odysseus der allerschwersten Sünde , der selbstzentrierten Begierde und ungehemmten Erkenntnislust schuldig gemacht. (S. 104)
Man muss bedenken, dass DANTE die Commedia Anfang des 14. Jahrhunderts verfasste. Die Säulen des Herakles sind zu seiner Zeit längst durchsegelt (die Erstdurchsegelung war ungefähr 700 vor Christus). Noch steht er unter dem Einfluss der christlichen Begrenzung des Wissens, aber man spürt auch irgendwie, dass er diesen Mut des Odysseus, zu neuen Ufern aufzubrechen, bewundert. 100 Jahre später wird reger Verkehr in Gibraltar herrschen: Die Renaissance und mit ihr das Zeitalter der großen Entdeckungen ist angebrochen: Die Renaissance als Beginn der Neuzeit - und dieser Beginn der Neuzeit ist gleichzeitig die Rückbesinnung auf die Antike. Fortan wird Odysseus nicht mehr in der Hölle darben.

Aber könnte es sein, dass sich innerhalb dieser großen Linie womöglich ein kleinerer Zyklus verbirgt, der sich mit den gleichen miasmatischen Begriffen fassen lässt?
Erinnern wir uns an den Odysseus in Troja. Für ihn kam neben Sulphur auch Lycopodium in Betracht - in der Repertorisation war es gar an der ersten Stelle. Tatsächlich ist vor Troja Odysseus ein Glied in einer Hierarchie und er füllt seine Rolle entsprechend aus. Ist das so etwas wie die Sykose innerhalb des carcinosinisch-psorischen Übergangs?
Nach Troja kam der brutale Überfall auf Ismaros (man kann auch die schließliche Zerstörung von Troja, die in der Ilias nicht mehr beschrieben ist, schon hierher rechnen). Ein solches Zerstörungswerk kann man als syphilinisch deuten (in der Repertorisation war auch Nitricum acidum an erster Stelle).
Danach kam die Episode mit den Lotophagen. Auch wenn Odysseus selbst nicht beteiligt war, ist diese Episode doch ein deutliches Symbol für die Carcinosinie: alles vergessen und wohlig-unbewusst werden. Süchte vom Opium-Charakter (und um diesen handelt es sich hier) sind von carcinosinischem Ursprung, manifestieren sich vor allem in der Tuberkulinie und führen zur zerstörerischen Syphilinie[32].
In der Episode mit den Kyklopen (und teilweise auch in der mit den Laistrygonen) kann man erstmals deutlich die Dominanz des Individuums erkennen. Auch wenn er noch in der dritten Person spricht, nennt hier Odysseus erstmals seinen Namen (und dann auch noch in der Entwicklung von „Niemand" zu „Odysseus"). Das möchte ich als psorisch charakterisieren.
Kirke - nun ja, man braucht es kaum zu sagen: Die Begegnung mit Kirke entspricht ziemlich deutlich der Tuberkulinie - ob man nun in ein Schwein verwandelt wird oder nicht.
Ab jetzt scheint mir dieser innere Zyklus nicht mehr so klar. Vielleicht hat das Geschehen mit den Sirenen doch schon sykotische Charakteristika (anders als oben gesagt): dafür sorgen, dass man das Maximum bekommt, ohne zu viel zu geben. Sich binden lassen und nicht romantisch ins Meer zu springen und sich dort aufzulösen wie Homunkulus. Dann kommt der Hades - die Syphilinie. Die Bedrohung kommt aus drei Richtungen: Carcinosinie (Versinken im Unbewussten, Tuberkulinie (sinnliche Verführung) und Syphilinie (Hybris des absoluten Wissens).
Die Rinder des Sonnengottes: Das Problem der Frustrationstoleranz und des Triebaufschubs ist ganz klar eine Aufgabe des psorisch-narzisstischen Ichs.

---

[32] Ich betone, dass ich die Syphilinie - anders als z. B. Ortega nicht für prinzipiell zerstörerisch halte. Vielmehr kann es sich bei der Syphilinie auch um einen schöpferischen Durchbruch handeln.

Dann kommt Odysseus zu Kalypso - eine vordergründig tuberkulinische Angelegenheit mit carcinosinischem Hintergrund (die Tuberkulinie hat immer einen carcinosinischen Hintergrund).
Jetzt scheinen die Phasen dichter zu folgen. Noch einmal wird Odysseus quasi wiedergeboren - jetzt sehr deutlich, denn er ist nackt und psorisch und noch einmal geht es andeutungsweise um die Tuberkulinie mit Nausikaa - aber diese Tuberkulinie ist bereits reifer.
Und schließlich gibt es noch einen neuen Beginn - also noch eine Carcinosinie und noch eine Psora - als Odysseus schlafend nach Ithaka gebracht wird und dort erwacht und schließlich seine Position als Herrscher und Ehemann wieder einnimmt. Aber auch dabei ist er mit Sicherheit ein anderer geworden.
Ich muss gestehen, dass diese Abfolge der miasmatischen Stadien nicht ganz eindeutig ist, aber eine Tendenz dazu, dass sich innerhalb der großen Bewegung von der Carcinosinie zur Psora (mindestens) ein weiterer Zyklus verbirgt, scheint mir doch vorhanden zu sein. Man kann ihn wahrnehmen, man kann aber auch im Sinne der grundlegenden Bewegung Carcinosinie-Psora von einem Hin und Her zwischen Regression und Progression reden.

Sprechen wir von der großen Bewegung, kommen wir schließlich auf Sulphur als entscheidendes Mittel[33]. Manchmal ist auch Calcium carbonicum in Ansätzen zu sehen und Carcinosinum begleitet diese miasmatische Reise - schwächer werdend - ohnehin.
Wenn man von dem inneren Zyklus spricht, so kommen auch noch andere Mittel in Frage: Lycopodium, Nux vomica, Aurum, Phosphorus, Tuberculinum, Opium, Lachesis, Medorrhinum, Natrium muriaticum und sicher noch einige mehr, von der Situation abhängig.
Aber der Kern ist die Psora (bzw. der carcinisonisch-psorische Übergang). Dort gibt es zwei Haupt-Tendenzen. Die Angst vor der Welt und die Sehnsucht nach Hause (repräsentiert durch Calcium carbonicum bzw. Carcinosinum) und das Bestreben, die Welt kennenzulernen und sich untertan zu machen (repräsentiert durch Sulphur). Ich denke, dass sich in Odysseus diese beiden Tendenzen realisieren, wobei die Entwicklungsrichtung zur sulphurisch geprägten Psora geht, die schließlich im Zentrum steht.

Hier noch eine Gesamtrepertorisation der aus meiner Sicht wichtigsten Symptome:

---

[33] Das stimmt überein mit HADULLA, dessen Darstellung und Deutung sich zwar von der hier vorliegenden unterscheidet, dennoch aber die gleiche Mittelwahl zur Folge hat.

1	Gemüt - Nachdenklichkeit	38
2	Gemüt - Gedanken versunken, in	119
3	Gemüt - Gedanken - überlegt, bedacht	73
4	Gemüt - Ideen, Einfälle - Reichtum an, Klarheit des Geistes	176
5	Gemüt - Hinterhältig, hinterlistig, falsch, verschlagen	50
6	Gemüt - Wille - widersprüchlich	20
7	Gemüt - Feigheit	103
8	Gemüt - Gier, Habsucht	26
9	Gemüt - Unglücklich, bedauernswert; fühlt sich	35
10	Gemüt - Haß	96
11	Gemüt - Brutalität	10
12	Gemüt - Töten, Verlangen zu	77
13	Gemüt - Nüchternheit, Besonnenheit	7
14	Gemüt - Angeber	21
15	Gemüt - Verwegenheit	49
16	Gemüt - Abenteuerlustig	5
17	Gemüt - Gleichgültigkeit, Apathie - Wohlergehen anderer; gegen das	17
18	Gemüt - Selbstsucht, Egoismus	65
19	Gemüt - Lernen - Verlangen zu lernen	4
20	Gemüt - Hause, zu - Verlangen, nach Hause zu gehen	54
21	Gemüt - Heimweh	90
22	Gemüt - Neugierig	39
23	Gemüt - Tod - wünscht sich den Tod, möchte sterben	101
24	Gemüt - Klagen	124
25	Gemüt - Lügner	33
26	Gemüt - Grausamkeit	56
27	Gemüt - Zweifelt	72
28	Gemüt - Beharrlichkeit	29

	sulph.	lach.	nux-v.	lyc.	sep.	puls.	calc.	merc.	verat.	nit-ac.
	24/39	19/31	19/29	18/28	18/21	17/26	17/24	17/23	17/23	17/22
1	1	-	1	-	-	-	-	-	-	-
2	3	1	2	-	1	2	1	1	1	1
3	2	2	1	1	2	2	1	-	-	1
4	2	3	2	2	1	2	2	1	1	1
5	1	3	3	1	1	1	1	1	1	1
6	-	1	-	1	1	-	-	-	-	-
7	1	1	1	3	1	2	1	1	2	1
8	1	-	1	2	2	2	1	2	1	1
9	1	-	-	2	1	-	-	1	1	-
10	3	2	2	1	1	1	2	1	1	3
11	1	-	1	-	-	-	-	-	-	1
12	1	2	2	2	-	-	1	2	-	1
13	-	-	-	-	-	-	-	-	-	-
14	3	1	1	2	-	1	1	1	2	-
15	1	-	-	-	1	2	-	1	1	-
16	-	-	-	-	-	-	-	-	-	-
17	3	1	2	-	1	-	-	-	-	-
18	2	1	2	2	1	2	2	1	2	1
19	1	-	-	1	-	-	-	-	-	-
20	-	2	-	-	-	1	2	1	1	1
21	1	1	-	-	1	1	2	3	1	2
22	1	1	-	1	1	1	1	-	1	-
23	3	2	1	1	2	1	1	2	-	2
24	2	2	2	2	1	1	2	2	2	1
25	1	-	1	1	1	1	1	1	2	-
26	1	2	2	-	-	-	-	-	1	2
27	2	2	1	2	1	3	2	1	2	1
28	1	1	1	1	-	-	-	-	-	1

Sulphur steht an der Spitze[34], ebenso wie in einer noch ausführlicheren Repertorisation, die ich hier nicht wiedergeben möchte. Eigentlich ist eine solche „Längsschnitt"- Repertorisation problematisch, denn bei der Entwicklung, die Odysseus nimmt, können sich durchaus mehrere Mittel abwechseln.

F) Schluß

Schließen möchte ich mit einem Beispiel aus dem Bi Yän Lu, der „Niederschrift von der smaragdenen Felswand", ohne mir anzumaßen, ein Zen-Koan verstehen oder gar erläutern zu wollen. Es fiel mir ein, als ich an die Sirenen dachte - für mich das Zentrum der ganzen Odyssee.

> *Ein Mönch fragte Hsiang-Yän: Was ist es um den WEG?*
> *Hsiang Yän erwiderte: Das ist, wie wenn in einem morschen Baum der [Wind-] Drache summt.*
> *[... - Der Mönch befragt erst Schï-Schuang, und dann Tsau-schan weiter]*
> *Welcher Mensch hat es denn schon gehört? [...]*
> *Tsau-Schan antwortete: Auf der weiten Welt ist nicht einer, der's nicht hörte.*
> *Da sagte der Mönch: Nun möchte ich nur wissen: In welchem Kapitel steht eigentlich dieses Wort vom Drachengesumme?*
> *Da erwiderte Tsau-schan: Ich weiß nicht, in welchem Kapitel das steht. Die es hören, müssen alle daran sterben.*
> Bi Yän Lu, S. 68f

---

[34] Man kann bei einer solchen Repertorisation natürlich argumentieren, dass bei fast 38 Symptomen Sulphur unter den ersten Mitteln zu erwarten ist. Dem möchte ich entgegnen, dass in meiner irrsinigsten und sich selbstverständlich nicht an die Regeln haltenden Repertorisation von 146 Symptomen Sulphur erst an sechster Stelle erscheint.

Literatur

Assmann, Alcida: Odysseus und der Mythos der Moderne. Heroisches Selbstbehauptungs-Wissen und weisheitliches Selbstbegrenzungs-Wissen. In: Fuchs, G. (Hrsg.): Lange Irrfahrt - große Heimkehr. Odysseus als Archetyp - zur Aktualität des Mythos, Frankfurt am Main 1994

Campbell, J.: Schöpferische Mythologie (Die Masken Gottes, Band 4), München 1996

Clarke, J.H.: Der neue Clarke, digitalisierte Version aus „Encyclopedia homoeopathica", Archibel SA

Dante Aligheri (Übers. Philalethes): Die Göttliche Komödie, Frankfurt am Main 2011

Dornblüth.O.: Klinisches Wörterbuch, Berlin und Leipzig 1922

Ende, M.: Die unendliche Geschichte, Stuttgart 1979

Frazer, J.G. Der goldene Zweig. Das Geheimnis von Glauben und Sitten der Völker, Reinbek 2004

Gienow, P.: Die Skrophulose. Das vergessene Miasma (Miasmatische Schriftenreihe Nr.9) Verlag Peter Irl 2007

Gebser, J.: Ursprung und Gegenwart, erster Teil: Die Fundamente der aperspektivischen Welt, Schaffhausen 2003

Goethe, J.W.: Faust (Hrsg. A. Schöne), Frankfurt am Main 1999

Hadulla, M.: Odysseus und Sulphur. in: Hadulla, M. und J. Wachsmuth (Hrsg): Homöopathische Archetypen bei Homer. Eine Archäologie der Seele, Heidelberg 1996

Hirsch. P.: Agamemnon in der Ilias. Eine homöopathische Analyse, in: Elendt, D.: (Hrsg): Homöopathie und... Eine Schriftenreihe - ein Glasperlenspiel. Erste Ausgabe: Homöopathie und Homers „Ilias", Norderstedt 2013

Homer: Ilias, Odyssee (Übersetzung Voß, J.H.), München 2004

Homer: Ilias (übertragen von Raoul Schrott), Frankfurt am Main 2010 (Lizenz Hanser München 2008)

Horkheimer, M., T.W. Adorno: Dialektik der Aufklärung,, Frankfurt am Main 2003

Imbach, R.: Experiens Ulixes. Hinweise zur Figur des Odysseus im Denken der Patristik, des Mittelalters und bei Dante. In: Fuchs, G. (Hrsg.): Lange Irrfahrt - große Heimkehr. Odysseus als Archetyp - zur Aktualität des Mythos, Frankfurt am Main 1994

Kafka, F.: Das Schweigen der Sirenen, in: „Gesammelte Werke", Limassol 1998

Kerényi, K.: Die Mythologie der Griechen. Die Heroen-Geschichten, München 1996

Kierkegaard,S.: Die Krankheit zum Tode, Stuttgart 1997

Neiman, Susan: Moralische Klarheit. Leitfaden für erwachsene Idealisten, Hamburg 2010

Neumann, E.: Ursprungsgeschichte des Bewusstseins, Frankfurt am Main 1995

Nietzsche, F.: Werke, Frankfurt 2001 (Lizenz von Hanser, München)

Der kleine Pauly: Lexikon der Antike in fünf Bänden (Hrsg. K. Ziegler und W. Sontheimer), München 1997

Ortega, P.S.: Die Miasmenlehre Hahnemanns. Diagnose, Therapie und Prognose der Chronischen Krankheiten, Heidelberg 1998

Rätsch, C.: Enzyklopädie der psychoaktiven Pflanzen, Stuttgart 2001

Sophokles: Aias, Stuttgart 1990

Wachsmuth, C. und J.: Olibanum sacrum. Heiliger Weihrauch, Greifenberg 2001

Walker, Barbara G.: Das geheime Wissen der Frauen, München 1995

Wilber, K.: Das Spektrum des Bewusstseins. Eine Synthese östlicher und westlicher Psychologie, Hamburg 1991

Winnicott, D.W.: Der Anfang ist unsere Heimat,Stuttgart 1990

Yüan-wu: Bi Yän Lu. Niederschrift von der smaragdenen Felswand, verdeutscht und erläutert von Wilhelm Gundert, München, Wien 1960

Abbildungen:

S.9   Odysseus sinnend, mit den Waffen des Achilleus
      Tönerne Öllampe, 1. Jhd. n. Chr.

S.27 Odysseus und seine Gefährten blenden Polyphem.
      Detail einer proto-attischen Amphora., um 650 v. Chr., Nutzungsrechtinhaber:
      Napoleon Vier, freigegeben unter der GNU-Lizenz für freue Dokumentation

S. 33 Franz von Stuck: Tilla Durieux als Circe , um 1913

S.43 Giuliano Montisci: S'aqua, 2013

S.50 Arnold Böcklin: Odysseus und Kalypso, 1883

S.53 Frederic Leighton: Nausicaa, 1887

Erwähnter Spielfilm:

Troja, Reg. Wolfgang Petersen, USA 2004

Anschrift des Verfassers:

Caserio El Miradero 24,
E-38434 Icod de los vinos
Tenerife / España
crotaluscascavella@icloud.com

Aeneas - Vermächtnis Trojas

Patrick C. Hirsch

Schon in der Jugend faszinierte mich das Bild von Aeneas, den Vater Anchises auf den Schultern tragend, seinen Sohn Askanios an der Hand. Hinter ihnen das brennende Troja.

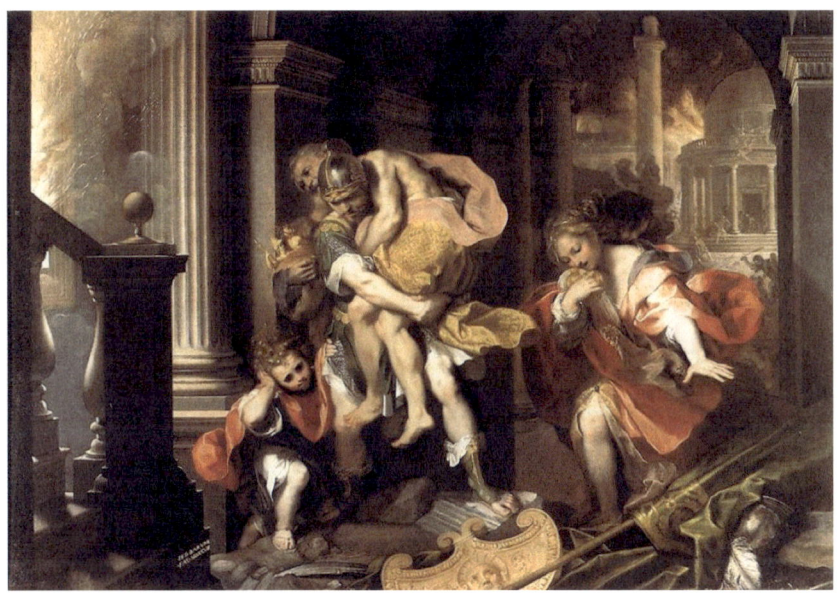

Gelesen habe ich damals Gustav SCHWAB, und vermutlich gibt es auch heute noch Kinder und Jugendliche, welche die Sagen des klassischen Altertums als Buch in die Hand nehmen oder als Hörbuch/Audiobook interessiert hören. Und noch immer dürfte sich dieses Bild des trojanischen Helden, der seinen Vater trägt, tief einprägen.

Aeneas - Held Trojas, neben Hektor der stärkste der Trojaner, Überlebender, Irrfahrer, Übervater und Gründer Roms.

Wen haben wir hier vor uns? Warum lesen wir noch im 21. Jahrhundert die Werke von HOMER und VERGIL? Was faszinierte die Menschen zur Zeit von HOMER, von VERGIL an Aeneas? Was fasziniert uns heute an so kriegerischen Werken wie der Ilias oder der Aeneis?
Sind es die Irrfahrten von Odysseus oder Aeneas? Ist es das Männliche, das Kriegerische? Oder ist es das Werden einer Persönlichkeit?
Was hat VERGIL bewogen, ein Epos über die Aeneassage zu schreiben, in dem er seinen Hauptprotagonisten zum Urvater Roms macht?
Warum sitze ich hier und schreibe viele Seiten über einen Trojaner (nicht den Computerwurm)? Warum will ich versuchen, Aeneas' Persönlichkeit zu ergründen, ja zu durchdringen? Und warum will ich versuchen, dem Sohn der Venus ein homöopathisches Mittel zuzuordnen?
Viele Fragen, die ich im Verlaufe zu beantworten trachte.

Im ersten Band dieser homöopathischen Schriftenreihe wurden bis auf Hektor nur Griechen besprochen (Helena ist keine Trojanerin). Und wenn wir den kulturell interessierten und mit HOMER vertrauten Leser fragen, an welche Trojaner er sich sonst noch erinnert, fallen vielleicht die Namen Paris, Priamos und eben Aeneas.
Und dann sind wir wieder bei meinem Kindheitsbild: der Sohn, der seinen Vater schultert und aus dem brennenden Troja trägt. Drei Generationen, männlich, verlassen hier das brennende Troja, um in die Ferne zu ziehen, eine neue Heimat zu finden, eine neue Stadt zu gründen, um tiefe Wurzeln in einer zu diesem Zeitpunkt noch unbekannten Welt zu schlagen.
VERGIL hat die Geschichte dieser Reise in über 9000 Versen in seiner Aeneis festgehalten, einem Werk, das der Dichter auf dem Sterbebett noch der Überlieferung nach verbrennen wollte.
In diesem für uns so schwer lesbarem Opus magnum (welches bis heute im Lateinunterricht gepaukt wird) wird der Untergang Trojas, angefangen vom hölzernen Pferd, der Irrfahrt, der Liebe zur Königin Karthagos Dido, bis hin zur „Ilias der Aeneis", dem Krieg um Latium, in 12 Büchern abgehandelt.
Warum beginnt die Aeneis eigentlich nicht wie die Odyssee HOMERs nach dem Untergang Trojas und damit mit der Irrfahrt?
Der Grund liegt darin, dass VERGIL hier einen anderen Schwerpunkt setzt: die Gegenüberstellung von Alt und Neu. Das alte Troja geht unter, das neue Rom wird erschaffen (geboren). Und Aeneas ist der Held zwischen diesen zwei Städten. Aber VERGIL geht es noch um viel mehr, und das unterscheidet ihn wesentlich von HOMER. Aber dazu unten mehr.

Wenn ich die Persönlichkeit von Aeneas ergründen möchte, muss ich zwei Werke der Weltliteratur in die Hand nehmen, zum einen Homers Ilias, zum anderen die Aeneis. Es gibt natürlich noch viel mehr über die Aeneassagen zu lesen (insbesondere bei Naevius, Ovid, Apollodorus und Livius), aber ich möchte mich wegen des Umfangs auf Homer und Vergil beschränken.
Ich werde chronologisch vorgehen, mein Hauptaugenmerk liegt dabei bei Vergil.

Die Persönlichkeit möglichst gut zu verstehen, erfordert das genaue Studium der einzelnen Textstellen. Nur so lassen sich entsprechende Gemütssymptome finden. Und im „Inbegriff der einzelnen Symptome", wie Hahnemann schrieb, findet sich dann das treffende Arzneimittel.
Indem ich einen meiner Jugendhelden homöopathisch analysiere, finde ich letztendlich auch zu mir und erweitere mein homöopathisches Schaffen. In vielen Werken der Weltliteratur trifft man auf überaus genaue Charakterisierungen von Persönlichkeiten, und es ist somit gut möglich, diese Eigenschaften zu einem Arzneimittelbild der betroffenen Personen zusammen zu fügen. Und genau diese Synthese hilft mir in der täglichen homöopathischen Arbeit mit meinen Patienten.

Der Vollständigkeit halber sei noch erwähnt, dass es auch zwei Filme aus den 60er Jahren gibt, die sich mit der Aeneassage beschäftigen; einer der Filme befasst sich mit der Ilioperis, dem Untergang Trojas, der andere Film mit dem Krieg um Latium. Ähnlich wie in Wolfgang Petersens Film Troy (dt.Troja) wurde der Inhalt der Aeneis wesentlich verändert. Sicherlich wäre es auch möglich, die Person Aeneas in diesen beiden Filmen zu analysieren, und es wäre auch spannend, herauszufinden, ob dabei das gleiche Mittel herauskäme; aufgrund der vielen inhaltlichen Fehler beider Filme habe ich mich allerdings dagegen entschieden, diese Analyse hier auch noch vorzunehmen.
Anfang der 70er Jahre gab es auch noch eine vierteilige Fernsehserie zur Aeneis. Leider ist es mir nicht gelungen, diese Filme zu bekommen, so dass die Analyse des Aeneas aus Film und Fernsehen vielleicht zu einem späteren Zeitpunkt nachgeholt werden könnte.

Aeneas in der Mythologie

Aineias (griechisch Αἰνείας, lat. Aeneas; deutsch auch Äneas) ist der Sohn der Aphrodite (lat. Venus) und des Anchises (ich möchte im weiteren Verlauf die lateinische Schreibweise nutzen). Er gilt, wie oben schon gesagt, als Stammvater der Römer. Als Halbgott ist er somit in der Aeneis dem Achill der Ilias vergleichbar.

Sein Urgroßvater war Assarakos (Bruder des Ganymed), sein Großvater Kapys (Cousin des Laomedon aus der Stammlinie des Priamos). Priamos und Anchises sind somit verwandt.

Zeus hatte die Liebesgöttin Aphrodite in unstillbarer Liebe zu Anchises (der wirklich sehr schön gewesen sein muss) entbrennen lassen. Sie schämte sich allerdings der Liebe zu einem Sterblichen und verbot Anchises, anderen von dieser Liebe zu berichten. Doch welch Sterblicher könnte die Liebe zur Liebesgöttin für immer verheimlichen? Auch Anchises konnte dies nicht, übertrat im Rausch das Verbot, und wurde dafür von einem Blitz des Zeus gelähmt oder geblendet (siehe OVIDs Metamophosen).

Diese Lähmung erklärt möglicherweise, warum Aeneas ihn aus dem brennenden Troja tragen musste.

Aeneas ist in Troja mit Creusa (auch Kreusa) verheiratet. Sie ist eine Tochter des Priamos und der Hekabe, also Schwester von Hektor und Paris.

Sohn der beiden ist Askanius (griech. Askanios, lat. Julus oder Lulus). Auf ihn beruft sich das römische Geschlecht der Julier (u.a. die römischen Kaiser Gaius Julius Caesar und Augustus).

Er ist der erste König von Alba Longa, als sein wichtigster direkter Nachkomme gilt Brutus von Britanien (s. bei LIVIUS), Gründungsvater von Britanien.

In zweiter Ehe war Aeneas mit Lavinia, Tochter des Latinus und der Amala, verheiratet. Deren gemeinsamer Sohn Silvus gilt als Urahn von Romulus und Remus, womit der genealogische Ursprung des Aeneas als Urvater und Gründer Roms erklärt ist.

Zur Geschichte nach Aeneas möchte ich der Vollständigkeit halber noch folgendes zitieren.

> *„Es währte nicht lange, da waren Troer und Latiner in einem Volke aufs engste verbunden. Deshalb konnte Aeneas dem neuen Kriege, zu dem die Rutuler nach dem Tode ihres Königs und Anführers Turnus rüsteten, ohne Besorgnis entgegensehen. Sie waren nicht bereit, die Niederlage, die sie erlitten hatten, hinzunehmen. Sie verbanden sich mit den benachbarten Etruskern, und bald standen die feindlichen Heere drohend an der Grenze des neuen Staates. Auch in diesem Kriege blieben die Latiner und Troer siegreich; doch sie hatten einen schweren Preis dafür zu bezahlen: Der Sieg kostete sie den Tod ihres geliebten Königs.*
> *Aeneas wurde von dem reißenden Strom Numikus, der über die Ufer*

getreten war, mit fortgerissen und nie wieder gesehen. Er soll wie Herakles in den Olymp versetzt worden sein und wurde dort zum Gott.
Sein Volk erwies dem unsterblichen Helden göttliche Ehren und machte seinen Sohn Askanius/Julus zum König. Unter seiner weisen Herrschaft kam endlich der Friede zwischen Latinern und Rutulern/Etruskern zustande.
Fortan bildete der Tiber die Grenze zwischen beiden Völkern. Die Stadt Lavinium entwickelte sich zu herrlicher Blüte und wuchs so mächtig an, daß ihre Mauern in kurzer Zeit nicht mehr die Menge ihrer Bewohner faßte.
Da überließ Julus die von Aeneas gegründete Stadt Lavinium seiner Mutter Lavinia.
Am Fuße der Albanerberge erbaute er eine "lange weiße" Stadt, Alba Longa.
Über dreihundert Jahre haben hier seine Nachkommen als Könige über die weite Landschaft in der Flußniederung des Tiber geherrscht".

Der Text der Sage wird hier nach der Fassung im "Projekt Gutenberg DE" (http://www.gutenberg.aol.de) zitiert).

Aeneas in der Ilias

1. Der Kampf von Aeneas und Diomedes

In der Ilias HOMERs tritt Aeneas zweimal als mutiger, kampfesstarker Held der Dardaner (einem mit Troja verbündeten Volk in direkter Abstammung des Dardanus) auf. Neben seinem Schwager Hektor gilt er als der Stärkste der Trojaner. Und wie es sich für einen „Superhelden" gehört, kämpft er auch gegen die Stärksten der Griechen, nämlich gegen Diomedes und Achilleus.
Das erste Mal hören wir von ihm im fünften Buch, der Aristie des Diomedes. Hier muss Aeneas gegen HOMERs Lieb-

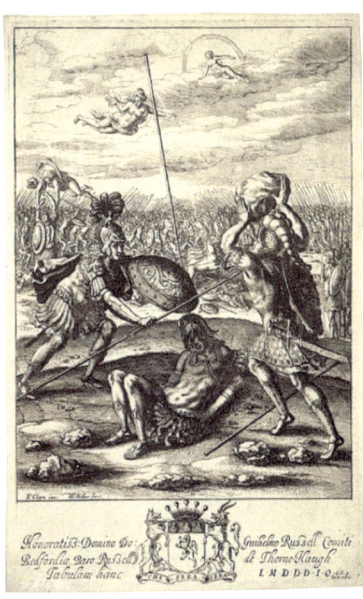

lingsheld Diomedes antreten und dieser, von Athene gestärkt, wütet wie im Rausch gegen zitternde Trojaner. Gerade hat er den kampferprobten Trojaner Pandaros getötet, da stellt sich ihm Aeneas in den Weg.

> *aineas jedoch sprang mit lanze und schild herab*
> *damit nicht die griechen pándaros' leichnam fortzerrten;*
> *er baute sich auf davor, den körper deckend mit dem rund*
> *des schilds und ganz wie ein löwe auf seine kraft vertrauend*
> *entschlossen jeden zu töten, der sich nur einen schritt näherte*
> *lauthals brüllend, da hob diomédes einen stein auf, ein brocken*
> *so groß wie ihn heutzutage, wo es bloß schwächlinge mehr gibt*
> *keine zwei männer aufheben können-diomédes aber nahm ihn*
> *holte aus als wär es ein spiel, und traf den aineías an der hüfte dort*
> *wo sich der schenkel dreht, in der sogenannten pfanne:*
> *er zerschmetterte ihm das gelenk, durchtrennte die sehnen*
> *die haut zerplatzt von spitzen kanten, der große kämpfer*
> *ging in die knie, sein vorderarm sich am boden stützend*
> *doch da wurde aineías auch schon schwarz vor augen.*
> (HOMER: Ilias, dt. von R. SCHROTT, 5. Buch 297 ff)

> *ein anderer an seiner stelle wäre sofort tot gewesen-*
> *doch da war aphrodite...und seine mutter ließ ihn jetzt*
> *nicht aus den augen* (311-314)

Und in der Aeneis findet man folgende Stelle:

> *...und als er sich umsah, erblickt' er den Felsen,*
> *Alt und gewaltig, den Stein, der hier auf dem Felde gelegen,*
> *Dort zur Grenze gesetzt, um den Zwist der Äcker zu schlichten.*
> *Zwölf erlesene Männer erhoben ihn kaum auf den Nacken,*
> *So wie die Erde heut den Körper der Menschen hervorbringt.*
> *Jener ergriff ihn voll Hast mit der Hand und warf nach dem Feinde,*
> *Höher sich richtend im stürmischem Anlauf, der Heros.*
> *Aber im Laufe nicht mehr erkannt' er sich oder im Gange,*
> *Nicht da den wuchtigen Felsen er hob, noch da er ihn fortschwang,*
> *Kraftlos schlottern die Knie und kalt erstarrt das Blut ihm.*
> *Siehe, der Felsen des Manns, durch die leeren Lüfte gewirbelt,*
> *Maß die Strecke nicht ganz und überbrachte den Schlag nicht.*
> *...Also hemmt den Erfolg die gräßliche Göttin dem Turnus,*
> *wo der Weg auch durch Tapferkeit sucht.*

...Jetzt auf den Zögernden wiegt Aeneas Lanze des Todes,
Messend des Wurfes Erfolg mit dem Blick, und schleudert mit aller
Leibeskraft sie hinaus.
(VERGIL: Aeneis, dt. von Wilhelm PLANKL, zwölfter Gesang 896 ff)

Bei HOMER ist Diomedes der Überheld, bei VERGIL ist es Aeneas. Meistens wird im Schlusskampf Turnus mit Achill verglichen, aber die Steinstelle erinnert mich doch eher an Diomedes. Hat er noch in der Aristie gegen Diomedes verloren, so kann er seine Niederlage gegen Turnus wieder gutmachen. Aber man vergesse nicht, es sind immer Götter mit im Spiel!
Bei HOMER kämpfen Diomedes/Athene gegen Aeneas/Aphrodite und natürlich ist der Ausgang des Kampfes zwischen Turnus und Aeneas längst von olympischer Stelle besiegelt. Schließlich muss ja Rom gegründet werden.
Homöopathisch denke ich hier natürlich an die Gemütsrubriken „Mutig", „Verwegen" und „Kühn".

1	Gemüt - Mutig	52
2	Gemüt - Verwegenheit	49
3	Gemüt - Kühn	14

	ign.	op.	agath-a.	carc.	puls.	spong.	tub.	verat.	bell.	calad.
	7	7	7	6	6	6	6	6	5	5
1	2	2	1	1	2	1	2	1	2	2
2	3	1	1	1	2	1	2	1	1	1
3	-	1	2	1	-	1	-	1	-	-

Interessant ist, dass sich hier nicht Nux vomica findet. Interessant ist auch, dass Opium, welches ich neben Heroinum als Hauptmittel für Diomedes erachtet habe (siehe Homöopathische Schriftenreihe Band 1), am Anfang steht. Aber kann ich diese Rubriken, die zu Diomedes gut passen, so einfach auf Aeneas übertragen?
Sicherlich ist er sehr mutig, das muss er auch, schließlich lastet auf ihm die ganze Hoffnung der Trojaner. Aber ist er wirklich verwegen?
Für mich ist er das nicht so sehr, eher kühn, aber auch nicht so wie Diomedes. Er kämpft aus der Notwendigkeit heraus, während der Kampf für Diomedes Selbstzweck ist. Also sollte nur die Rubrik „Mutig" behalten werden. Was aber

in beiden Zitaten deutlich wird, ist die Kraft der Helden. Das ist natürlich auch übertragbar auf Diomedes und Turnus.

1	Gemüt - Mutig	52
2	Allgemeines - Kraft, Durchhaltevermögen; Gefühl von - Muskeln, der	19
3	Allgemeines - Spannkraft, Kräfte	16
4	Allgemeines - Kraft, Durchhaltevermögen; Gefühl von	75

	op.	nat-p.	phos.	agar.	bell.	alco.	fl-ac.	bov.	bry.	coca
	9	8	8	7	7	6	6	5	5	5
1	2	-	1	1	2	1	-	2	-	-
2	-	2	1	1	-	1	2	-	-	1
3	1	1	1	-	1	-	-	-	2	-
4	3	2	1	2	1	1	2	1	1	2

Sicherlich sollte hier nur eine Kraftrubrik gewählt werden. Am genauesten erscheint mir die Rubrik *„Spannkraft, Kräfte"*. Bei den beiden anderen geht es eher um das *„Gefühl von Kraft"*, und so ist es ja eigentlich nicht.

In der Diomedes-Episode wird Aeneas schwer verletzt, er müsste sterben, wenn ihn nicht seine Mutter Aphrodite retten würde. Und der wütende Diomedes verletzt bei der Verfolgung selbst die Göttin, so dass sie ihren Sohn fallen lassen muss und Apollo ihn in einer dichten Staubwolke in Sicherheit bringen kann.

Die Rubrik *„Gemüt-Bewusstlosigkeit"* passt am genauesten, vielleicht noch die Unterrubrik *„.... - aus Schmerzen"*. Opium ist in der Hauptrubrik dreiwertig.

In beiden Rubriken zusammen steht Nux moschata an der ersten Stelle, gefolgt von Hepar sulfuris und Valeriana.

Die Hüft- und Hautsymptome möchte ich hier weglassen, zumal Aeneas wenig später nach göttlicher Heilung *stärker denn je* erglänzt (Ilias, Buch 5, 446-448).

2. Der Kampf zwischen Aeneas und Achilleus

Im zwanzigsten Gesang der Ilias hat Aeneas einen weiteren, wichtigeren Auftritt. Hier treten die zwei mächtigsten Vorkämpfer der Achaier und Trojaner gegeneinander an: Achilleus und Aeneas.

...und so traten am streifen dazwischen die mächtigsten vorkämpfer
grimmig an gegeneinander:aineías und achilleús, zwei halbgötter.
als erster kam aineías mit langen schritten drohend heraus
daß es den großen helm hin und her schob - den massiven schild
breit vor der brust, seinen bronzespeer schüttelnd und voll trotz:
(Ilias, 20.Gesang, 159 ff)

Danach tritt Achilleus, *einem löwen gleich* (164) auf und beginnt sogleich Aeneas zynisch provozierend zu verhöhnen.
Aber Aeneas versucht, *sich mit einem redeschwall mut zu machen:* (199).

wenn man den esel nennt, kommt er gerennt - glaube nicht
du kannst mich mit frechheiten einschüchtern wie ein kind;
ich könnte jetzt auch so untergriffig und beleidigend werden-
aber dazu kennen wir den stammbaum unserer ahnen zu gut;
(Ilias, 20. Gesang, 200 ff)

Und dann folgt die Aufzählung der ganzen Ahnenreihe. Ist das Prahlerei? Ich denke schon. Mich erinnert die Szene an die Bellerophontes-Szene, in der sich Glaukos und Diomedes mitten im Kampf über ihre Verwandten verbrüdern. Familie und Stammbaum sind halt wichtig. Und wieder wird man an das Familienbild des den Vater schulternden Aeneas erinnert. Familie ist äußerst wichtig für Aeneas (siehe unten).
Wenig später bezeichnet Aeneas das gemeinsame Tun als „*kindisches geplänkel*" (225), und kurz darauf heißt es: „*genug geplappert: wir geben bloß an wie dumme buben*" (244), „*an* der[35] *schlagfertigkeit mangelt es uns nicht*" (248) und:

mich hält dein gezänk nicht länger mehr hin - ich wills
jetzt mann gegen mann bei einem speerkampf mit dir austragen.
oder traust du dich nicht? ich wetze gerne meine bronze an dir!
(255 ff)

Jetzt folgt der Kampf, kurz und bündig fliegt der jeweilige Speer, und keiner wird verletzt, allerdings hat Aeneas großes Glück:

...-trotzdem jedoch war aineías
wie zur statue erstarrt, die augen weit aufgerissen vor schwindel

---

[35] im Original kursiv

> *und angst, so entsetzt war er daß es ihn beinahe erwischt hätte.*
> (281 ff)

Und dann greift sich Aeneas einen Felsbrocken, *der so groß und schwer war, daß ihn keine zwei männer heutzutage aufzuheben vermöchten* (285 f), wirft aber nicht, da ihn Poseidon davon abhält. Wieder ein riesiger Stein (siehe oben)!

> *warum soll ein unschuldiger, der uns stets*
> *fleißig opfer dargebracht hat, dafür büßen*
> *daß er in den streit anderer verwickelt wurd?*
> (297 ff)

und weiter:

> *drum muss aineías über troia herrschen*
> *und nach ihm noch die söhne seiner söhne!*
> (306 f)

Poseidon rettet Aeneas. Sein Bruder Zeus hat Höheres mit ihm vor und das lesen wir bei VERGIL. Nicht Priamos ist der wahre König von Troja (er ist der reale), sondern Aeneas. Und Neu-Troja ist Rom - größer und mächtiger als Alt-Troja je war.

Aus homöopathisch analysierender Sichtweise erkenne ich hier wesentliche Grundzüge des Aeneas. Eigentlich will er gar nicht kämpfen, er muss, weil es sein Volk so will und von ihm verlangt. Er will etwas anderes, weiß es zu dem Zeitpunkt nur noch nicht.

Trotzdem sollte die Gemütsrubrik „*Angeber*" in die Analyse mit aufgenommen werden. Vielleicht aber doch besser „*Stolz*". Allerdings verweist das Synthesis-Repertorium von diesem Begriff auf „*Hochmütig, arrogant*", und das passt nun wieder nicht so gut zu Aeneas. Mir erscheint er eigentlich weder so richtig angeberisch noch hochmütig (obwohl der Satz, dass Achilleus offensichtlich keine Ahnung habe, mit wem er es zu tun habe, schon recht hochmütig klingt).
Er ist halt nicht so hochmütig wie die meisten anderen Griechen und Trojaner. Er ist sich im Gegensatz zu dem stumpfen Achilles seines Handelns und Denkens voll bewusst. Er interpretiert und analysiert die ganze abstruse Situation und geht dennoch in den Kampf, wohl wissend, dass er nicht gewinnen kann, aber eben auch nicht verlieren wird.

In der Aeneis werden wir auch einen durchaus hochmütigen Helden erleben. Aber, sind Helden nicht immer arrogant? Wenn nicht, wären sie dann überhaupt noch Helden? Anscheinend ist er sich der göttlichen Hilfe seiner Mutter voll bewusst und dann kann er auch selbstbewusst gegen den Zorn Achilles antreten.
Hier nun eine neue Repertorisation dieser Symptome:

1	Gemüt - Angeber	21
2	Gemüt - Redegewandt	4
3	Gemüt - Mitteilsam, gesprächig	32
4	Gemüt - Klarer Verstand	46
5	Gemüt - Zynisch	12
6	Gemüt - Intelligent	23
7	Gemüt - Hochmütig, arrogant	135
8	Gemüt - Wahnideen - hochgestellte Persönlichkeit; er sei eine	33
9	Gemüt - Kämpfen, möchte	34

	lach.	sulph.	lyc.	bell.	phos.	plat.	nux-v.	verat.	acon.	lac-leo.
	17	17	15	12	12	12	10	10	9	9
1	1	3	2	1	-	1	1	2	1	-
2	-	-	-	-	-	-	-	-	-	-
3	2	2	-	-	3	-	-	-	1	-
4	1	-	-	1	1	-	2	-	2	1
5	-	1	1	-	-	-	-	-	-	-
6	1	1	2	1	1	1	-	-	-	-
7	2	3	4	1	1	4	1	3	1	1
8	2	1	1	1	1	2	-	2	-	1
9	1	-	-	1	-	-	2	-	-	2

Gut, vielleicht könnte ich die kleine Rubrik „*Redegewandt*" weglassen. Auch die Wahnidee, er sei ein hochgestellte Persönlichkeit, finde ich sehr wackelig, denn er ist eine hochgestellte Persönlichkeit, und wahrscheinlich möchte er nur kämpfen, um dem Ganzen ein schnelles Ende zu setzen.

Und die Mittel? Lachesis, nein. Sulfur, Phosphor und Lycopodium, schon eher. Platin, Nux vomica und Veratrum auch nicht.

Abschließend nun also eine Gesamtrepertorisation des Aeneas der Ilias, basierend auf den zwei geschilderten Episoden.

1	Gemüt - Mitteilsam, gesprächig	32
2	Gemüt - Klarer Verstand	46
3	Gemüt - Intelligent	23
4	Gemüt - Hochmütig, arrogant	135
5	Gemüt - Mutig	52
6	Allgemeines - Leistungsfähigkeit - erhöht	42
7	Gemüt - Streiten - Abneigung gegen	20
8	Gemüt - Liebe - Familie; die	32
9	Gemüt - Verantwortung - ernst; nimmt seine Verantwortung zu	26
10	Gemüt - Herausfordernd	41
11	Gemüt - Bestimmtheit	47
12	Schwindel - Angst, bei	30
13	Gemüt - Furcht - Tod; vor dem	256
14	Schwindel - Schreck, nach	6

	lach.	sulph.	acon.	bell.	lyc.	phos.	caust.	op.	ign.	carc.
	25	22	21	20	20	20	19	19	18	17
1	2	2	1	-	-	3	-	-	-	1
2	1	-	2	1	-	1	-	2	1	-
3	1	1	-	1	2	1	-	-	-	1
4	2	3	1	1	4	1	2	-	1	1
5	1	1	1	2	-	1	-	2	2	1
6	1	-	-	1	-	1	-	1	-	-

	lach.	sulph.	acon.	bell.	lyc.	phos.	caust.	op.	ign.	carc.
7	-	-	-	-	1	-	-	-	-	-
8	1	1	-	-	-	1	2	-	1	1
9	-	-	-	-	1	-	-	-	1	1
10	-	1	1	1	2	-	3	-	2	-
11	2	1	-	1	-	-	2	1	-	1
12	2	2	1	1	1	-	2	2	1	-
13	2	1	4	2	2	3	2	2	1	2
14	-	-	2	-	-	-	-	2	-	-

Unter den genannten Mitteln tendiere ich zu Sulfur, Lycopodium, Phosphor. Auch Causticum und Opium sind interessant, Aconitum erscheint wegen der drei letzten Symptome so weit vorn, genau wie Belladonna.
Natrium muriaticum an 21. Stelle.
M.E. sollte also im weiteren Verlauf der Analyse besonders auf Sulfur, Phosphor, Lycopodium und Causticum geachtet werden. Noch einige Worte zu Lycopodium. Wie HADULLA und WACHSMUTH in ihrer und ich in meiner Arbeit über Agamemnon herausgearbeitet haben, scheint Lycopodium sehr gut zum Anführer der Griechen zu passen. Und wenn ich Agamemnon mit Aeneas vergleiche, schwinden Gemeinsamkeiten und schwindet m.E. auch Lycopodium. Aeneas hat etwas Frommes, Pietätisches, und das führt mich nun weiter zum Hauptwerk VERGILS, der Aeneis.

Aeneas in der Aeneis

1. Das Proömium

> *Arma virumque cano, Troia qui primus ab oris*
> *Italiam fato profungus Lavinaque venit*
> *litora; multum*
> *ille et terris iactatus et alto*
> *vi superum saevae memorem Iunonis ob iram;*
> *multa quoque et bello passus, dum conderet urbem*
> *inferretque deos Latio, genus unde Latinum*
> *Albanique patres arque altae moenia Romae.*
> (VIRGILIUS, Aeneis 1. Buch, 1-7)

> *Waffentat künde ich und den Mann, der als erster von Troja,*
> *schicksalgesandt, auf der Flucht nach Italien kam und Laviniums*
> *Küsten, viel über Lande geworfen und wogendes Meer durch*
> *Göttergewalt, verfolgt vom Groll der grimmigen Juno,*
> *viel duldend durch Krieg, bis er gründe die Stadt und die Götter*
> *bringe nach Latium, dem das Geschlecht enstammt der Latiner,*
> *Albas Väter und einst die Mauern der ragenden Roma.*
> (VERGIL, Aeneis, dt. von J.GÖTTE, 1. Buch, 1-7)

So beginnt der Anfang der Aeneis, das sogenannte Proömium. Und das dauert genau 33 Verse, genauso lang wie Aeneas und Askanios/Julus später in Lavinium herrschen werden, nämlich 33 Jahre. Und weitere 300 Jahre später lebten Romulus und Remus. Dreigeteilt ist auch das Werk: Untergang Trojas - Irrfahrt - Aufstieg Roms. Doch warum beginnt VERGIL mit diesem Proömium, obwohl der Titelheld erstmalig im Vers 101 namentlich erwähnt wird?

Im Proömium stellt der Verfasser sein Projekt vor, gibt bereits eine gewisse Zusammenfassung der Handlung und der Vorgeschichte und er ruft die Muse an. Man bedenke dabei auch, dass VERGIL bei seinen Lesern voraussetzen konnte, das sie Aeneas kennen, weshalb er ihn nicht gleich am Anfang vorstellen muss. Hier wird laut W. SUERBAUM der Leser erschaffen.

Auch die Ilias und die Odyssee beginnen mit einem solchen Proömium.

> *sing, muse, und beginn mit dem moment wo der göttliche achilleús*
> *sich in einem streit mit seinem kriegsherrn entzweite.*
> (Ilias 1.Buch ,6f)

In der Aeneis geht das Proömium wie folgt weiter:

> *Zeige mir, Muse, die Gründe, wodurch verletzt ihre Gottheit*
> *Oder worüber gekränkt ist die Herrin der Götter, so daß sie*
> *Zwang den frömmsten der Helden, soviel Schläge zu dulden,*
> *Soviel Mühsal zu tragen. - So heiß glühen Götter im Zorne?*
> (Aeneis, dt. W. PRANKL 1. Buch ,8-11)

In beiden Fällen ist also Zorn wichtig. Aber wenn die Ilias vom Zorn, Groll und Wut von Achilleus, einem Sterblichen - wenngleich mit göttlicher Mutter - handelt und vom Krieg, geht es in der Aeneis um den Zorn, um die Kränkung einer Göttin - Juno (Hera), die sie an dem Frömmsten der Helden auslässt. Es geht also auch darum, wie der Mensch sich gegenüber diesem Zorn verhalten kann. In dieser Hinsicht ist die Aeneis der Odyssee ähnlich. Auch hier ist es der Zorn eines Olympiers - Poseidon - , der erheblich zum Fortgang der Handlung beiträgt.

Womit hat dieser insignis pietate vir, dieser durch Frömmigkeit ausgezeichnete Mann, den Zorn Junos verdient? Laut SUERBAUM ist Pietas die grundlegende Charaktereigenschaft des Aeneas, aber etwas irreführend mit Frömmigkeit übersetzt. „Fromm" finden wir auch nicht im Repertorium, eher „Pflichtbewusstsein" und „Verantwortung". Die ursprüngliche gewissermaßen klassische Ausprägung des pius Aeneas ist die bereits viele Jahrhunderte vor VERGIL bekannte Szene, dass Aeneas seinen gelähmten Vater aus dem brennenden Troja trägt, so SUERBAUM.
Schon im zweiten Vers ist vom fatum, vom Schicksal die Rede. Aeneas fügt sich also diesem Schicksal und macht sich fromm (pflichtbewusst) mit den trojanischen Penaten auf die weite Reise, um etwas Neues, Großes zu schaffen.
Und warum zieht er den Groll Junos auf sich (siehe auch weiter unten)? Hat er doch nur Gutes, gar Frommes im Sinn! Hier geht es um die Theodizee, die Frage nach der Gerechtigkeit der Götter. Und auch hier unterscheidet sich VERGIL von HOMER. Die Zukunft von Aeneas ist Rom, die neue Stadt, und indirekt wird das ja auch schon, wie oben erwähnt, in der Ilias angekündigt. Die wahren Könige von Troja (Rom) entspringen dem Geschlecht der Aeneaden.
M.E. gibt es drei Hauptgründe Junos für den Hass auf Aeneas und die Trojaner. Zum einen ist es die Schmach der verachteten Schönheit durch Paris, desweiteren wegen des Trojaners Ganymed, der von Jupiter (Junos Göttergatte) aus homosexueller Absicht geraubt und zum Mundschenk der Götter gemacht wurde. Der dritte Grund ist Karthago, Junos Lieblingsstadt, die sie zur wichtigsten Stadt der Welt machen möchte, *si qua fata sinant, falls das Schicksal es zuließe* (Vers 18).

> *Uralt war eine Stadt, Karthago, von Tyrern besiedelt,*
> *...*
> *Juno, so sagt man, hat von allen Ländern sie einzig,*
> *Selbst vor Samos, geschätzt;...* (Aeneis 1.Buch,15ff)

Es darf nicht passieren, dass ein Trojaner daherkommt und mit Rom eine weitaus wichtigere Stadt als Karthago gründet. Und die Göttin dieser Stadt wäre Aeneas' Mutter Venus, ihre ewige Konkurrentin.

> *Ceterum censeo Cartaginem esse delendam.*
> *Im Übrigen meine ich, dass Karthago zerstört werden muß.* (Cato)

...beschreibt auch VERGILs politische Einstellung zu dem Verhältnis Roms zu Karthago. Es gibt nur ein römisches Reich und alles weitere muss zerschlagen werden, bzw. römisch werden.
Hier die passenden Gemütsrubriken:

1	Gemüt - Verantwortung - ernst; nimmt seine Verantwortung zu	26
2	Gemüt - Pflicht - zu viel Pflichtgefühl	38
3	Gemüt - Korrekt, anständig, wohlerzogen - zu	32

	kali-c.	calc.	nat-m.	aur.	lyc.	nat-s.	ars.	calc-sil.	caps.	carc.
	10	8	7	6	6	6	5	4	4	4
1	1	1	1	1	1	2	1	1	-	1
2	3	3	1	1	1	2	2	1	1	1
3	3	1	2	1	1	-	-	-	1	-

Das Problem, das ich mit allen Rubriken habe, bezieht sich auf das „zu". Aeneas nimmt seine Verantwortung sehr ernst, hat auch viel Pflichtbewusstsein und ist grundanständig - aber er hat von allem nicht zu viel.
Ein pietas vir ist ehrlich, anständig, mitfühlend, gut zu seinen Mitmenschen. Er trägt sein Schicksal mit Ausdauer und Geduld. Er kann verzweifelt sein, er kann ängstlich sein, er kann traurig sein, aber immer trägt er sein Schicksal, das ihm seinen Weg bereitet. Er folgt wahrscheinlich auch einem Ideal, einem Ziel, nämlich einem neuen Troja. M. E. ist er Idealist (*laut Duden jemand, der selbstlos, dabei aber auch die Wirklichkeit teilweise außer Acht lassend, nach der Verwirklichung bestimmter Ideale strebt*). Darüber lässt sich aber diskutieren. In meiner Endauswertung habe ich mich von diesem Symptom entfernt. Sicherlich ist er ein äußerst gerechter König. Ob er deswegen auch keine Ungerechtigkeit verträgt (Querverweis des Repertoriums), kann ich nur vermuten.

	caust.	staph.	plat.	sep.	ign.	chin.	nat-m.	tritic-vg.	falco-pe.	bell.
	8	8	7	7	6	5	5	5	5	4
1	-	-	1	1	-	-	1	2	1	1
2	-	3	-	2	-	-	-	1	-	-

caust.	staph.	plat.	sep.	ign.	chin.	nat-m.	tritic-vg.	falco-pe.	bell.
3	3	3	1	1	2	1	2	-	2	1
4	3	-	2	-	2	2	-	-	-	-

Vernünftig ist er sicherlich, aber auch sachlich? Warum wird eigentlich sachlich und vernünftig gleichgesetzt? Ehrlich, unbedingt. Und dann die beiden Rubriken, die ich gerade diskutiert habe.

Causticum an erster Stelle - selbstverständlich bei den Rubriken, aber entspricht der fromme Aeneas in seiner Persönlichkeit weitestgehend dem Arzneimittelbild Causticum? Das soll im weiteren Verlauf der Analyse untersucht werden.

Aber noch ein wenig möchte ich beim Proömium verweilen und das Wort *Arma* des ersten Verses betrachten. Lateinisch heißt *Arma* einerseits Waffen und andererseits Waffentaten, Kämpfen, Krieg.

Kämpfe und Krieg nehmen fast die ganze zweite Hälfte des Epos ein. Auch im zweiten Buch, in der Iliopersis, wird überwiegend gekämpft. Ähnlich wie in der Ilias ist von den großen Waffentaten verschiedener Helden (Aristien) zu lesen. Die Griechen werden von VERGIL in personam Pyrrhus, Neoptolemos (Sohn des Achilleus) als grobe Schlächter äußerst negativ charakterisiert.

Ähnlich der Odyssee geht auch Aeneas auf eine Irrfahrt und zieht danach erneut in einen Krieg, der zwar nicht zehn Jahre andauert, aber mit einem Sieg der Trojaner endet.

Man könnte die Aeneis also als umgekehrte Odyssee-Ilias bezeichnen, was auch oft getan wird, aber eigentlich nicht stimmt, da die Aeneis als Anfang die Iliopersis hat, die in Ilias und Odyssee fehlt.

Odysseus braucht 18 Jahre, um nach Ithaka heimzukehren, Aeneas nur 17 (er kehrt natürlich nicht nach Troja heim, aber eben nach Rom, seine „wahre Heimat"). Dann regiert er drei Jahre glücklich, zeugt Silvius und schweift danach in den Himmel.

2. Karthago

Nach dem Proömium wird der von Junos Stürmen zerriebene Tross der Trojaner an die libysche Küste gespült.

Siehe, da lähmt dem Aeneas ein eisiger Schauder die Glieder,
Bange seufzt er und streckt die beiden Hände zum Himmel.
Also klagend, ruft er: O dreimal selig und viermal,

> *Wem von den Augen der Väter, vor Trojas erhabenen Mauern*
> *War beschieden das Ende. O tapferster Danaerheld, du,*
> *Tydeus' Sohn, was konnte ich nicht auf ilischen Feldern*
> *Fallen, was durfte ich nicht durch dich dies Leben verhauchen,*
> *Wo der große Sarpedon, wo vom Geschoß des Achilles*
> *Hektor, der schreckliche, liegt, wo Simois unter den Wellen*
> *Schilde der Männer und Helme und Heldenleichen dahinwälzt!*
> (Buch 1,92 ff, dt. von W. PLANKL, den ich bis auf Weiteres zitieren werde)

In diesen Worten klingt die ganze Verzweiflung, der ganze Kummer der Irrfahrt. *„Seufzen"*, *„Klagen"*, *„Verzweiflung - Leben, am"* sind die Rubriken

1	Gemüt - Traurigkeit - Verzweiflung; mit	5
2	Gemüt - Klagen	123
3	Allgemeines – Katalepsie [Lähmung]	66
4	Gemüt - Seufzen	151
5	Gemüt - Kummer, Trauer	149
6	Gemüt - Schauder; beim	2
7	Gemüt - Verzweiflung - Leben, am	12

	ign.	cham.	hell.	op.	plat.	acon.	ars.	bell.	coff.	lach.
	13	12	12	12	12	11	11	11	11	11
1	-	-	3	-	2	-	-	-	-	-
2	1	3	1	1	1	1	2	1	2	2
3	1	1	-	2	2	2	-	1	2	1
4	3	2	2	3	1	3	1	3	2	2
5	4	2	2	2	1	1	2	2	1	2
6	-	-	-	-	-	-	-	-	-	-
7	-	-	-	-	-	2	-	-	-	-

Helleborus niger als typisches Mittel für absolute Verzweiflung, tiefste Schwärze des Lebens, erscheint als kleines Mittel ganz weit vorne. Auch Opium wieder.

Sehr interessant erscheint mir auch Ignatia, natürlich in dieser Szene wegen der Verzweiflung und des Kummers an erster Stelle.
Und wo finden wir Causticum? Unter den Rubriken 2 (einwertig), 3 (einwertig) und 5 (dreiwertig).

Gestrandet an der libyschen Küste, schenkt er Wein seinen Gefolgsleuten ein und beruhigt die bekümmerten Herzen. Aber wie es heißt:

> *Also spricht er, es heuchelt, wie sehr ihn auch Kummer belastet,*
> *Hoffnung sein Blick, er preßt den tiefen Schmerz in die Seele.*
> (Buch 1, 208-209).

Trotz Kummer und Sorgen versucht er, seine Mannschaft in der Fremde aufzubauen. In der Rubrik „Gemüt - Sorgen, voller" findet sich neben Ignatia auch Causticum zweiwertig.

Am nächsten Morgen macht sich Aeneas, zusammen mit seinem treuen Freund Achates, auf, das Land zu erkunden. Sie treffen dann auf Venus in Gestalt einer Jägerin, die ihnen von Dido, Königin von Karthago, erzählt. Unsichtbar gelangen sie daraufhin nach Karthago, sehen und hören Dido, die einen Trupp zersprengter Trojaner mit Ilioneus an der Spitze freundlich gastlich aufnimmt.
Da tritt dann auch Aeneas hervor und preist Didos Großzügigkeit. Dido lädt die Trojaner zum Gastmahl ein, in Folge dessen Dido durch einen Askanios/Amor-Zauber mit unstillbarer Liebe zu Aeneas infiltriert wird.

Darauf beginnt das zweite Buch. Wie auch im dritten Buch, berichtet Aeneas über die vergangenen sieben Jahre, beginnend mit dem Untergang Trojas.
Die Ich-Erzählung beginnt erst in 2,268 ff. Er hat eine Traumvision, in der ihn Hektor mahnt, in der Ferne eine neue Stadt zu gründen. Als Aeneas erwacht, sieht er die fallende Stadt Troja. Die Nyktomachie, der nächtliche Kampf tobt.
Der Priester Panthus gibt ihm die Stadtgötter (Penaten), wie das die Hektortraumvision angekündigt hat. Trotzdem stürzt sich Aeneas mit einer kleinen Schar Trojaner in den aussichtslosen Kampf. Mut ist mit Ausweglosigkeit gepaart. Todesmut. Beim Versuch, die Seherin Kassandra zu retten, sterben alle bis auf Aeneas. Weiterhin muss er ansehen, wie Pyrrhus Priamos meuchelnd tötet. Diese Szene mahnt ihn an seine eigene Familie:

> *Da überkam mich erstmals ein Schreck voll tiefem Entsetzen:*
> *Bebend stand ich; das Bild des geliebten Vaters erscheint mir,*
> *Als ich den König, an Alter ihm gleich, durch die grausame Wunde*

> *Sah verhauchen das Leben, mir erscheint die verlassene Kreusa,*
> *Auch das geplünderte Haus und des kleinen Askanius Schicksal"*
> (Buch 2, 559 ff)

Und dann trifft er Helena und sinnt auf Rache, vermag aber durch klaren Verstand, von diesen Gedanken sich zu lösen. Nach Helena begegnet er dann Venus, seiner Mutter:

> *Sohn, welch heftiger Schmerz erweckt dir unbändiges Zürnen?*
> *Weshalb tobst du? Wohin ist die Sorge für uns entwichen?*
> *Solltest du eher nicht schaun, wo müde vom Alter Anchises,*
> *Wo dein Vater verblieb? Ob noch deine Gemahlin Kreusa*
> *Oder Askanius lebt?...*
> *Die Befehle der Mutter,*
> *Sohn, zu befolgen fürchte dich nicht noch dem Wort zu gehorchen!*
> (Buch 2, 594 ff)

So besänftigt, wandelt er seine Gedanken und wendet sich dem Vaterhaus zu. Doch Anchises will nicht gehen, nicht in die Verbannung. Daraufhin will Aeneas wieder in den Kampf ziehen und sich opfern, worauf das Flammen-Prodigium am Kopfe des Julus erscheint. Das wird als Zeichen von Zeus gedeutet, Anchises ist nun bereit mitzugehen, und zusammen erblicken sie den Morgenstern, die Venus. Erst leuchtet Jupiter, dann Venus.

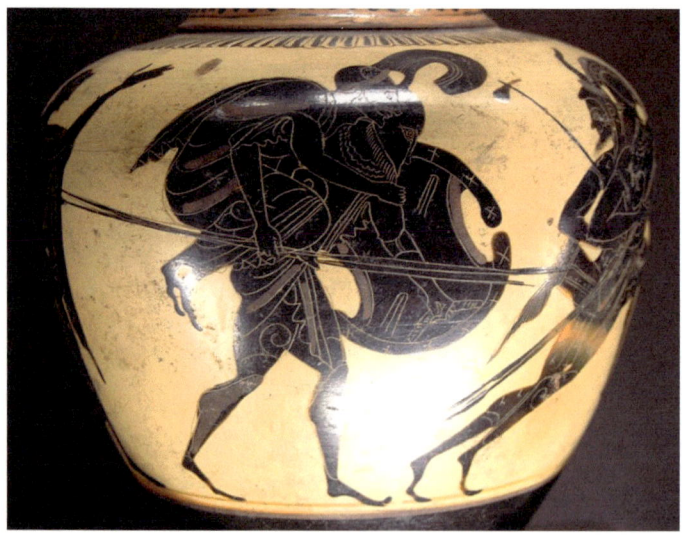

Und dann schultert Aeneas seinen Vater und verliert bei der folgenden Flucht seine Frau Kreusa.

Weh, da verlier ich Armer Kreusa, mein Weib.
(Buch 2, 738)

Schon außerhalb der Stadtmauern macht er sich zurück auf die Suche, klagend, seufzend, *Grauen erfaßte mein Herz, mich ängstigte selbst die Stille*. Tollkühn wird er gar während der Suche, tiefe Betrübnis und Raserei machen sich breit, und dann erscheint ihm seine Frau in Form einer erneuten Vision, die ihn erstarren lässt. Sie tröstet ihn und das tut ihm gut. Sie ist von Trojas Schutzgöttin Cybele entrückt worden und verkündet ihm, er werde in Hesperien am Tiber ein neues Reich gründen und eine neue Frau finden.

Zum Ende des zweiten Buchs und der Iliopersis nun folgende Gesamtrepertorisation:

1	Gemüt - Sorgen; voller	105
2	Gemüt - Angst - Familie, um seine	37
3	Gemüt - Liebe - Familie; die	32
4	Gemüt - Pläne - macht, schmiedet viele Pläne - rachsüchtige Pläne, plant Racheakte	8
5	Gemüt - Verstand geschärft, vermehrt	18
6	Gemüt - Gedanken - überlegt, bedacht	73
7	Gemüt - Selbstbetrachtung	116
8	Gemüt - Zorn - heftig	110
8	Gemüt - Raserei, Tobsucht, Wut	164
10	Gemüt - Trost - amel.	29
11	Gemüt - Schreckliches und traurige Geschichten greifen sie stark an	67
12	Gemüt - Ehrlich	13
13	Gemüt - Sachlich, vernünftig	16
14	Gemüt - Ungerechtigkeit; erträgt keine	63
15	Gemüt - Idealist	8

16	Gemüt - Verzweiflung - Leben, am	12
17	Gemüt - Wahnideen - Visionen, hat	128
18	Gemüt - Angst - Gesundheit; um die - Verwandten; von	11
19	Gemüt - Seufzen	151
20	Gemüt - Klagen	123
21	Gemüt - Mutig	52

	puls.	sulph.	ign.	phos.	calc.	nux-v.	staph.	hep.	lach.	sep.
	41	38	37	37	35	35	35	32	32	32
1	3	2	3	1	2	1	3	1	1	1
2	1	1	-	1	1	-	-	1	-	-
3	1	1	1	1	2	-	-	2	1	-
4	-	-	-	-	-	2	-	-	1	-
5	1	2	-	1	2	1	1	-	-	1
6	2	2	2	2	1	1	2	2	2	2
7	3	2	3	1	-	1	1	-	1	2
8	-	1	1	1	2	4	3	3	1	2
9	2	2	1	2	1	1	1	1	2	1
10	4	-	-	2	-	-	1	-	-	-
11	2	2	1	2	4	2	3	2	2	2
12	-	1	-	-	1	1	3	-	-	2
13	-	-	-	-	-	-	-	1	1	1
14	2	1	2	1	1	1	3	1	-	1
15	-	-	2	-	-	-	-	-	-	-
16	-	-	-	-	1	-	-	-	-	-
17	2	2	2	1	2	2	-	2	2	1
18	-	-	-	2	-	-	-	3	-	-
19	1	1	3	1	-	3	-	-	2	2

	puls.	sulph.	ign.	phos.	calc.	nux-v.	staph.	hep.	lach.	sep.
20	1	2	1	1	2	2	1	1	2	1
21	2	1	2	1	-	-	1	-	1	-

Pulsatilla am Anfang? Na ja, der Familienmensch, der nur wegen seines Volks in den Krieg zieht, seine Familie liebt, ehrlich ist - warum eigentlich nicht? Sulfur, Ignatia und Phosphor als weitere Mittel. Kein Causticum mehr unter den ersten 10 Mitteln. Wenn ich mich zu diesem Zeitpunkt entscheiden müsste, würde ich wohl Phosphor wählen, oder Sulfur. Oder vielleicht Natrium muriaticum, dass mir rein intuitiv sehr gut zu Aeneas passt, und das schon in der Ilias bedeutsam war. Hier steht es an 12. Stelle.

3. Die Irrfahrt

Folgen wir nun weiter der Irrfahrt. Hier möchte ich aber nicht jede einzelne Station beschreiben, sondern versuchen, einen persönlichkeitsbezogenen Gesamtzusammenhang herzustellen.
Im Unterschied zur Odyssee sind alle 10 Etappenorte der Aeneis geografisch lokalisierbar.

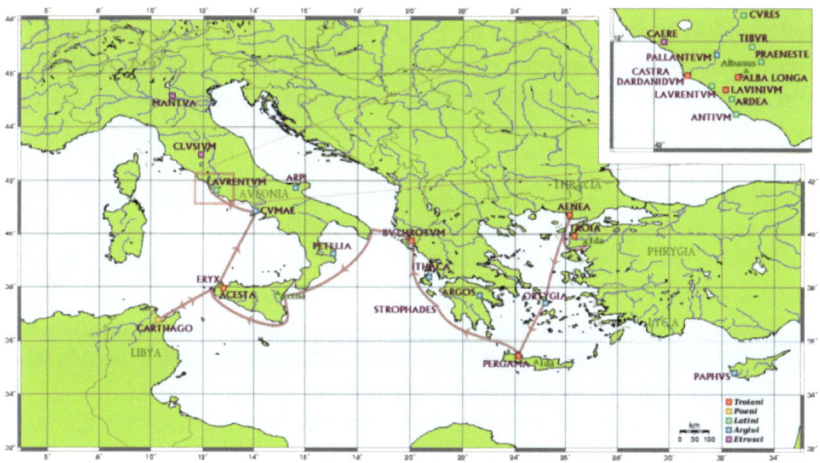

Erstaunlich ist, dass die von Kreusa ausgesprochene Prophezeiung, sie würden in Hesperien an der Küste Italiens eine neue Heimat finden, anscheinend in diesem dritten Buch völlig vergessen wurde.

Die Trojaner steuern nach Thrakien/Samothrake die Insel Delos an, um das Orakel Apolls zu befragen. *Antiquam exquirite matrem (sucht die alte Mutter* - 3. Buch, Vers 96), heißen die verschlüsselten Worte. Und die werden von Anchises falsch gedeutet, der denkt, dass „die alte Mutter" Teucer (oder Teukros), ein Ahnherr der Trojaner ist, der auf Kreta gelebt hat. So steuern sie hoffnungsvoll Kreta an.

Dort bricht eine Seuche aus, und eine erneute Traumerscheinung sagt, dass das wirkliche Stammland, das Land des Urahnen Dardanus, nämlich Hesperien (bzw. Arkadien) ist (was Aeneas durch Kreusa eigentlich längst weiß).

Auf den strophadischen Inseln kämpfen sie mit den Harpyen, Mischwesen aus Frauen und Vögeln; dort verflucht sie deren Anführerin Kelaeno mit dem sogenannten Tisch-Prodigium:

> *Doch die verheißene Stadt umschließt ihr nicht eher mit Mauern,*
> *Als bis rasender Hunger, weil ihr so schnöde gemordet,*
> *Zwingen euch wird, an Tischen zu nagen und sie zu verschlingen.*
> (Buch 3, 255-257)

Worauf den Gefährten *das Blut von plötzlichem Schrecken erstarrte* (Buch 3, 259). „*Gemüt - Furcht - Entsetzen, panische Furcht*" enthält alle oben genannten Mittel im ersten Grad.

Nach Aktium kommen sie nun nach Buthrotum (an der Küste von Epirus). Dort treffen sie alte Bekannte, nämlich den Apollopriester Helenus und seine Frau Andromache, Hektors Witwe, die in Buthrotum ein neues Miniatur-Troja gegründet haben. Detailliert gibt Helenus dem Aeneas die nächste Prophezeiung zum künftigen Weg.

Den Platz des neuen Trojas werde ihm ein Wildschwein mit 30 Frischlingen zeigen (1. Ankündigung des sogenannten Sau-Prodigiums).

Mir brannte das Herz von gewaltiger Sehnsucht (Buch 3, Vers 298), sagt Aeneas, nachdem er von Helenus und Andromache gehört hat.

Die Rubrik „*Sehnsucht*" enthält nur zwei Mittel, neben Agathis australis, Olibanum sacrum, beides tuberkulinische Mittel. Alternativ könnte man „*Verlangen, Wunsch nach - voller Verlangen*" verwenden

Der weitere Weg führt die Aeneaden entlang der südlichen Adria erstmals nach Italien, das mit Jubelrufen begrüßt wird. Vorbei an Castrum Minervae am Südzipfel Italiens, vorbei an der der Meerenge von Medina und Skylla und Charybdis landen sie am Ätna, wo sie den Griechen Achaemenides, den Odysseus in der Höhle des Polyphem zurückgelassen hat, aufnehmen. Weiter geht es nach Drepanum, dem Ort wo Anchises stirbt.

> *Dann empfängt mich die unerfreuliche Küste, der Hafen*
> *Drepanums. Hier, so vielen Stürmen entronnen, verlier ich,*
> *Wehe, den Vater Anchises, den Tröster jeglicher Sorgen*
> *Allen den Leiden. Hier ließest du, teuerster Vater, mich Müden*
> *Nun zurück, ach, umsonst so großen Gefahren Entrißner.*
> (Buch 3, 707-711)

„Beschwerden durch - Tod von geliebten Personen - Eltern oder Freunde": Ignatia, Causticum und Vanilla im dritten Grad.

1	Gemüt - Beschwerden durch - Tod von geliebten Personen - Eltern oder Freunde, der	21
2	Gemüt - Furcht - plötzlich	49
3	Gemüt - Sehnsucht	2

	ign.	vanil.	ars.	tritic-vg.	caust.	nit-ac.	ph-ac.	acon.	cann-i.	ruta
	7	7	5	5	4	4	4	3	3	3
1	4	3	1	1	3	1	1	-	-	-
2	1	2	2	2	-	1	1	2	2	2
3	-	-	-	-	-	-	-	-	-	-

Obwohl die Irrfahrt ein ganzes Buch mit 718 Versen beinhaltet, bietet sie wenig Gemütssymptome. Neben den genannten, kehren die bekannten, wie Verzweiflung etc. wieder.
Wenn wir die drei obigen Rubriken in die vorherige Repertorisation einfügen, kommt Ignatia als Hauptmittel heraus.

4. Die Dido-Tragödie

> *Aber die Königin, längst von den Qualen der Liebe verwundet,*
> *Nährt in den Adern das Gift, und die heimliche Flamme verzehrt sie.*
> *Immer umschwebt sie die Tugend des Mannes*
> *und seines Geschlechtes Herrlicher Glanz.*
> (Buch 4, 1-4)

Liebeswahn hat von Dido Besitz ergriffen, und das wird kein gutes Ende nehmen. Nach der Vergiftung durch Amors Pfeil, gibt es für sie kein Zurück mehr. Entweder mit oder ohne Aeneas.

Doch Aeneas wird von Jupiter über Merkurius wieder auf die „rechte" Bahn gebracht, auf seine Bestimmung hingewiesen. Und nun plagt das schlechte Gewissen den frommen Aeneas, hin und her überlegt er, was er tun soll. Er möchte Dido einerseits nicht verletzen, andererseits muss er Rom gründen und hat Pflichten gegenüber seinen Landsleuten und seinem Sohn. Außerdem erinnert er sich der Orakel, der Prophezeiungen. Und in Karthago macht sich Unmut breit, dass Dido eine Beziehung, ja sogar Ehe (laut Dido) mit ihm eingegangen ist.

Aber der harmoniebedürftige, fromme Aeneas möchte eigentlich gar nicht streiten, möchte Konflikten aus dem Weg weg gehen, möchte am liebsten die ganze vertrackte Situation zurückdrehen. Verzweiflung macht sich wieder einmal breit, aber diesmal ist er verzweifelt über seine eigenen Fehler.

Ja, und ist in dieser Episode Aeneas wirklich der fromme Mann, wie VERGIL ihn ständig zeichnet? Gut, es sind mal wieder Göttinnen im Spiel (Juno und Venus), aber die haben halt nur Dido *mit Liebe verwundet*, nicht Aeneas, der zwar *im Geiste unendliche Liebe* empfindet (Vers 396), aus Pflicht und Verantwortungsbewusstsein dann aber doch seiner Mission folgt. Hätte er die Tragödie nicht vorausschauen können? Musste er sich auf eine sexuelle Beziehung einlassen? Hat hier die menschliche Hälfte des Halbgottes Schwäche gezeigt? Sicherlich hätte er sich der Werbung Didos entziehen können, aber man muss sich eben vorstellen, dass er 7 Jahre unterwegs war und offensichtlich während dieser Zeit keine Beziehung zu einer Frau hatte. M.E. siegt hier die Lust und Begierde über den sonst so kontrollierten Verstand Aeneas'. Sicherlich plagt ihn schon von Anfang an das schlechte Gewissen, aber sein ausgeprägtes Harmoniebedürfnis lässt ihn alle Konflikte mit Dido verdrängen. So geht die Zeit dahin (ein Jahr), und erst als Merkur-ius die Worte Jupiters überbringt, kann er eigentlich nicht weiter verdrängen.

Und trotzdem geht er nicht direkt zu Dido, er lässt heimlich die Schiffe bereitmachen und wartet auf einen günstigen Moment, um Dido über die Beendigung der Beziehung und seine Abreise zu informieren. Auch hier geht er konfliktscheu der Sache aus dem Weg, und wie es die Tragödie will, ist es Dido, die von seinen Abreisevorbereitungen erfährt und Aeneas zur Rede stellt.

Diese Rede beinhaltet das, was jeder Mensch kennt, wenn eine Beziehung aufgelöst wird. Kränkung, Zorn, Fluch und Androhung des Selbstmordes.

Aber Aeneas geht jetzt wieder konsequent und kontrolliert seinen Weg. Selbst dem Wunsch, erst im Sommer (es ist Winter in Karthago) abzureisen, lehnt er ab. Nur weg! Seiner Bestimmung folgen!

Die Auflösung der Beziehung begründet er letztendlich mit der Weisung Jupiters. Er verschiebt das Problem also auf andere (und zwar gleich auf den Göttervater).
Man könnte auch sagen, dass ihn seine menschliche Seite schwach (aber eben menschlich) gemacht hat, die göttliche Seite ihn um jeden Preis nun zurückholt und wieder auf den rechten Weg seiner Mission bringt. Er muss seine private Selbstverwirklichung (die Liebe zu Dido) aufgeben, denn das Liebste überhaupt ist: Troja (bzw. das neue Troja - Rom)

Er erinnert sich:

> *Ich bin der fromme Aeneas, dem Feind entrissene Penaten*
> *Führ ich mit mir auf den Schiffen, mein Ruf drang über den Äther.*
> *Suche Italien nun, meine Heimat, und Jupiters Sippe.*
> (Buch 1, 378-380)

> *Aber Aeneas, der fromme, wie gern den Kummer der Dido*
> *Lindern er möchte durch Trost und die Leiden mildern durch Zuspruch,*
> *Seufzt wieder auf und wankt im Geist von unendlicher Liebe;*
> *Dennoch folgt er dem Göttergebot und geht zur Flotte.*
> (Buch 4, 393-396)

Er macht es sich schön einfach damit, den Grund der Trennung einfach auf Jupiter zu schieben.
Und die verzweifelte Dido? Begeht Selbstmord! Was Aeneas aber erst später in der Unterwelt erfährt.

Im Folgenden möchte ich die genannten Persönlichkeitsmerkmale der Didoepisode homöopathisch untersuchen. Wir sehen zum einen den frommen Aeneas, der sich in die meist bewunderte und lebendigste Gestalt der Aeneis verliebt, zum anderen haben wir die Mission, den göttlich vorbestimmten Weg vor Augen.

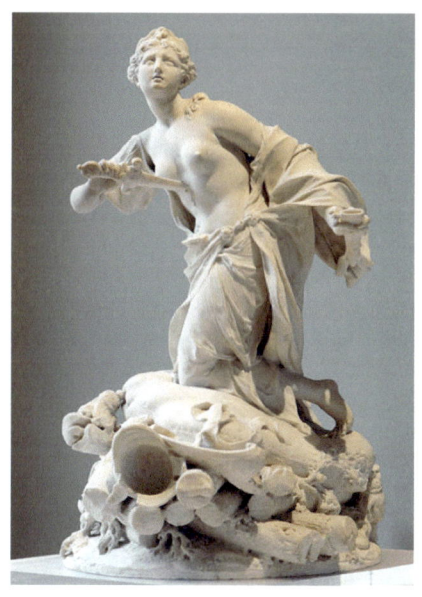

Der ehrliche, vernünftige Anführer der Trojaner, der gerade von seinen Abenteuern berichtet hat, lässt sich auf eine an sich unmögliche Beziehung zu Karthagos Königin ein. Das passt nur bedingt in das bisher gezeichnete Aeneasbild. Aber es passt natürlich gut zur Intention VERGILS. Indem auch schwache, menschliche Seiten seines Helden aufgezeigt werden, entwickelt sich der Held allmählich, und diese Entwicklung wird im weiteren Verlauf noch deutlicher.

Interessant wäre für mich auch, sich noch genauer mit der Persönlichkeit der Dido zu befassen, das Frauenbild zu Zeiten VERGILS zu analysieren. Aber das würde den Rahmen dieser Arbeit sprengen. Zur Vertiefung der Didogeschichte möchte ich auf das Buch von Werner SUERBAUM verweisen, das sich sehr ausführlich diesen Fragestellungen widmet.

Hier nun die Repertorisation der wesentlichen Gemütssymptome:

1	Gemüt - Ehrlich	13
2	Gemüt - Liebe - überschwenglich (im Text unendlich)	14
3	Gemüt - Harmonie - Verlangen nach	14
4	Gemüt - Streiten - Abneigung gegen	20
5	Gemüt - Wahrheit - sagt (vorbehaltlos, rücksichtslos) die reine Wahrheit	17
6	Gemüt - Beschwerden durch - Liebe; enttäuschte (Querverweis von unglücklicher Liebe)	57
7	Gemüt - Pflicht - zu viel Pflichtgefühl	38
8	Gemüt - Verantwortung - ernst; nimmt seine Verantwortung zu	26
9	Gemüt - Verantwortung - sich selbst; übernimmt Verantwortung für	1
10	Gemüt - Überprüfen - zweimal oder öfter kontrollieren; muß alles	15

	nat-m.	vanil.	tritic-vg.	calc.	carc.	kali-s.	staph.	olib-sac.	hyos.	ign.
	15	15	12	10	10	10	10	10	9	9
1	-	1	1	1	-	-	3	1	-	-
2	-	1	1	-	-	-	-	1	2	-
3	1	1	-	-	1	1	-	1	-	-

	nat-m.	vanil.	tritic-vg.	calc.	carc.	kali-s.	staph.	olib-sac.	hyos.	ign.
4	1	1	1	-	-	2	1	-	-	-
5	-	2	1	-	-	-	-	1	1	-
6	4	1	-	1	1	-	3	-	3	4
7	1	1	3	3	1	2	-	-	-	1
8	1	-	-	1	1	-	-	-	-	1
9	-	-	-	-	-	-	-	1	-	-
10	1	-	-	-	1	1	-	-	-	-

Dass Natrium muriaticum hier an erster Stelle steht, war zu erwarten. Mit Vanilla, Staphysagria, Olibanum, Hyoscyamus und Ignatia stehen überwiegend tuberkulinische Mittel vorn. Kalium sulfuricum ist für mich auch tuberkulinisch. Triticum kenne ich nicht genau, würde es aber am ehesten der Sykose zuordnen. Wenn ich auf die drei Rubriken der Irrfahrt zurückblicke und sie in diese Repertorisation einfüge, kommt Vanilla an die Spitze.

Ich hätte in dieser Phase Natrium muriaticum gegeben, möchte aber die kleinen Mittel durchaus im Kopf behalten. Miasmatisch scheint mir sein Zustand eindeutig tuberkulinisch, so dass Mittel wie Ignatia, Phosporus und Causticum nicht vergessen werden sollten. Insbesondere Ignatia scheint mir differentialdiagnostisch sehr wichtig. Einerseits Verantwortung und Pflicht, andererseits Beschwerden durch enttäuschte Liebe. Und genau in diesem Konflikt befindet sich Aeneas am Ende der Didoepisode.

Causticum erscheint in der erweiterten Repertorisation an 10. Stelle. Phosphorus findet sich bei 13 Symptomen nur ein Mal, was mich doch dazu bringt, mich von Phosphor als Hauptmittel zu verabschieden.

Auch Sulfur kommt eigentlich nicht mehr in Frage (steht an 51. Stelle mit nur zwei einwertigen Symptomen).

Zum Ende der Dido-Tragödie möchte ich insbesondere folgende Mittel weiter verfolgen:
Natrium muriaticum, Causticum, Staphysagria, Vanilla und Ignatia.

5. Das Buch der Spiele

Auf dem Weg nach Italien kommen die Trojaner wieder einmal in einen Sturm, der sie zwingt, erneut an der Küste Siziliens, in Drepanum, zu ankern.

Es ist seit dem Tode des Anchises genau ein Jahr vergangen. Aeneas proklamiert zum Gedenken an seinen Vater Leichenspiele (vergleiche die Wettkämpfe am Ende der Ilias).
Aeneas spürt die Qualen verratener Liebe im Herzen (Buch 5, 5). Beim Besuch des väterlichen Grabes zeigt sich eine gewaltige Schlange mit sieben sich rollenden Ringen, bläulich am Rücken gestreift und mit flammendem Goldglanz. Staunend betrachtet Aeneas diese Erscheinung. *„Gemüt - Staunen versetzt, in"*: Cannabis, Coriander und Stramonium. Anschließend verstreut er purpurne Blumen (Carcinosinie) auf dem Grab des Vaters (handelt es sich hier um die Pflanze Diktamnum?, siehe unten).
Und dann beginnen die Spiele, auf die ich hier nicht näher eingehen möchte, weil sie nicht weiter der Mittelfindung dienen.
Eine Episode im fünften Buch scheint mir aber dennoch sehr wichtig. Während der Feiern sendet Juno Iris zu den bei den Schiffen zurückgebliebenen Frauen. In Gestalt der Beroe (greise Gattin des Trojaners Doryklus) mischt sie sich unter die dardanischen Mütter und stiftet sie zum Verbrennen der ilischen Flotte an. Vier Schiffe sind verloren, obwohl die Brände mit göttlicher Hilfe rasch gelöscht werden konnten.
Dieser Schiffsbrand stürzt Aeneas in eine tiefe Krise.

Aber der Vater Aeneas, bedrückt durch die traurige Lage,
Warf im Herzen schwankend umher die gewaltigen Sorgen,
(Buch 5, 700f)

1	Gemüt - Sorgen; voller	105
2	Gemüt - Sorgen; voller - täglichen Sorgen greifen ihn an	5
3	Gemüt - Beschwerden durch - Sorgen, Kummer	26

	calc.	cocc.	nux-v.	ambr.	nat-m.	staph.	caust.	ign.	ph-ac.	vanil.
	8	8	8	7	7	7	6	6	6	6
1	2	3	1	1	2	3	2	3	2	2
2	1	-	1	1	1	-	-	-	-	-
3	2	3	3	2	1	2	2	1	2	2

Alle Arzneimittel, die ich zur Zeit intensiv beobachte, befinden sich unter den ersten zehn Mitteln.

Als nächstes erscheint ihm in einer Traumvision sein Vater, der ihm dazu rät, nur auserlesene Jünglinge mit nach Italien zu nehmen, da ein harter und rauer Krieg in Latium bevorstünde. Zuvor solle er ihn aber noch in der Unterwelt aufsuchen. Dafür holt sich Venus aber bei Neptun den Schutz und die Sicherheit für die weitere Fahrt ihres Sohnes ein. Neptun gewährt ihr die Bitte mit der Bedingung, des Steuermanns Palinurus Seele zu bekommen, was dann auch geschieht.

Klagend und tief im Herzen bedrückt von des Freundes Verhängnis (Buch 5,869) übernimmt Aeneas das Steuer.

„*Gemüt - Traurigkeit - Kummer, nach*" und „*Gemüt-Klagen*" wären hier die Rubriken. Aurum und Ignatia sind die wichtigsten Mittel.

1	Gemüt - Sorgen; voller	105
2	Gemüt - Sorgen; voller - täglichen Sorgen greifen ihn an	5
3	Gemüt - Beschwerden durch - Sorgen, Kummer	26
4	Gemüt - Traurigkeit - Kummer, nach	15
5	Gemüt - Klagen	123

	calc.	ign.	nux-v.	ph-ac.	staph.	caust.	cocc.	nat-m.	ambr.	ars.
	11	11	11	11	11	10	10	10	9	8
1	2	3	1	2	3	2	3	2	1	2
2	1	-	1	-	-	-	-	1	1	-
3	2	1	3	2	2	2	3	1	2	1
4	-	2	-	2	1	1	-	2	-	-
5	2	1	2	1	1	1	1	-	1	2

Ignatia, Causticum und Natrium muriaticum. Vielleicht noch Staphysagria.

6. Die Katabasis (der Gang durch die Unterwelt)

Klagend erreichen die Aeneaden Cumae, den Averner See und die Pforte zur Unterwelt. Aeneas sucht in Cumae die Sibylle im Tempel Apolls auf, die ihm von bevorstehenden furchtbaren Kriegen in Latium berichtet. Auch *ein Achilles ist dort für Latium geboren.* Weiterhin kündet sie ihm von griechischer Hilfe und als weitere *Quelle der Not, erneut ein Weib* (Buch 6, 93).

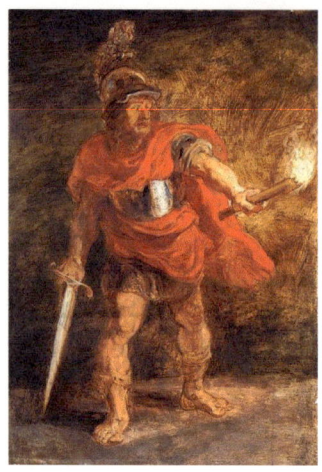

Sprach der Held Aeneas zu ihr: „ Nicht eine der Mühen,
Jungfrau, hebt sich mir neu und unerwartet vor Augen!
Alles sah ich voraus und erwog es im prüfenden Herzen!
(Buch 6, 103-105)

Die passende Rubrik heißt:
„*Gemüt - Vorahnungen*".

	acon.	calc.	carc.	caust.	fl-ac.	psor.	aesc.	agn.	am-c.	aml-ns.
	3	3	3	3	3	3	2	2	2	2
1	2	2	2	2	2	2	1	1	1	1

Auch die Rubriken „*Gemüt - prophezeit*", oder „*Gemüt - hellsichtig*" sind hier zu erwägen: Aconitum, Lachesis u.A. höherwertig. Allerdings nicht die Hauptmittel, die ich derzeit betrachte.

Nachdem Aeneas die Sibylle um Hilfe zum Zugang zur Unterwelt gebeten hat (es gibt Vorbedingungen), beginnt die Schilderung der Katabasis.
Die beiden Vorbedingungen sind zum einen die Tatsache, dass Misenus, der Trompeter bestattet werden muss, zum anderen muss ein goldener Zweig gefunden werden, der in der Unterwelt benötigt wird.

Gierig ergreift Aeneas den Zweig, der sich sträubte, und bricht ihn
Hastig ab und trägt ihn zum Hause der Sibylle.
(Buch 6, 210-211)

1	Gemüt - Gier, Habsucht	26
2	Gemüt - Hast, Eile - Bewegungen; in den	27

	hyos.	ars.	merc.	sulph.	thuj.	stram.	sul-ac.	tarent.	bell.	chin.
	6	5	5	5	5	4	4	4	3	3
1	2	2	2	1	1	-	-	-	-	2
2	2	1	1	2	2	3	3	3	2	-

Es gibt auch noch die Unterrubrik „*Gier, Habsucht - greift gierig mit beiden Händen nach allem Angebotenen*", allerdings mit nur einem Mittel: Hyoscyamus.
Ich will beide Symptome nicht mit einbeziehen, da Aeneas sich in der besonderen Situation befindet, in die Unterwelt zu gehen und da ist solche Aufregung primär normal. Hast und Gier sind bis zum jetzigen Zeitpunkt jedenfalls keine Merkmale des Aeneas.
Eher würde ich hier an die Rubrik „*Gemüt - Erwartungsspannung*", oder noch genauer „*... - Erwartungsspannung - vor einer Verabredung*" (immerhin soll er seinen toten Vater treffen) denken. Und in dieser Rubrik finden wir Natrium muriaticum dreiwertig.
Weiterhin sind die Gemütsrubriken „*Furchtlos*" und „*Mutig*" sinnvoll. Diese enthalten erneut Ignatia, Opium und Agaricus. Opium und Agaricus als Mittel zum Eintritt in die Unterwelt, als psychoaktive Drogen, kann ich mir gut vorstellen.
In der Unterwelt sind in der griechischen und römischen Mythologie nur wenige Menschen gewesen. In der Aeneis werden Orpheus, Pollux, Herkules, Theseus und Phirithous genannt. Hinzu kommen noch Psyche (Apuleius) und natürlich Odysseus.

Beim Gang durch die Unterwelt erlebt Aeneas naturgemäß immer wieder plötzliche Anfälle von Furcht. Vanilla, Triticum zweiwertig, Ignatia einwertig.
Als er Dido trifft, sagt er: *Mein ist –wehe!-die Schuld!* (Buch 6, 458) „*Gemüt tadelt sich selbst, macht sich Vorwürfe*", wäre hier die passende Rubrik.
Der Weg führt ihn weiter. Nachdem er den Priamiden Deiphobos, Hektors und Paris' Bruder trifft, der von Helena verraten und daraufhin von einer Horde wütender Griechen zerstückelt wurde, findet er letztendlich seinen Vater Anchises, der damit beschäftigt ist, die Seelen künftiger Menschen zu mustern. Ab Vers 752 beginnt dann die sogenannte Heldenschau, in der Anchises mit unterschiedlicher Ausführlichkeit die künftigen Könige von Alba Longa und Rom charakterisiert. Hier wird VERGIL indirekt politisch aktiv, indem er die julischen Geschlechter Cäsars und Augustus' ehrt.
Über die Pforte aus Elfenbein, aus der die falschen Träume der Unterwelt

kommen, verlassen Aeneas und die Sibylle wieder den Hades.
In der Katabasis lassen sich nicht viele Symptome finden, aber einige sind doch recht charakteristisch für Aeneas' Psychodynamik. Hier die Repertorisation:

1	Gemüt - Furchtlos	23
2	Gemüt - Furcht - plötzlich	49
3	Gemüt - Mutig	52
4	Gemüt - Mutig - abwechselnd mit - Furcht	2
5	Gemüt - Staunen versetzt, in	3
6	Gemüt - Tadelt sich selbst, macht sich Vorwürfe	86
7	Gemüt - Beeindrucken, empfänglich für Eindrücke; leicht zu	54
8	Gemüt - Angst - Erwartungsspannung, durch - Verabredung, vor einer	18

	carc.	ign.	ars.	gels.	sil.	op.	nat-m.	puls.	alum.	thuj.
	13	13	12	12	12	11	10	10	9	9
1	-	2	-	1	1	2	-	-	-	-
2	1	1	2	1	1	1	-	-	1	-
3	1	2	-	-	-	2	-	2	1	-
4	-	-	-	-	-	-	-	-	2	-
5	-	-	-	-	-	-	-	-	-	-
6	2	2	2	-	1	2	2	2	1	2
7	3	1	2	3	2	-	2	3	-	2
8	1	-	2	3	2	-	3	-	-	2

Wie schön, dass Carcinosinum hier an erster Stelle steht! Schließlich ist er in der Unterwelt! Ignatia an zweiter Stelle passt auch. Natrium muriaticum an 7. Stelle. Causticum an 47. Position.

7. Der Krieg um Latium (Bücher 7-12)

Der Inhalt des nächsten Buches ist kurz mit der Landung der Aeneaden in Latium und der folgenden Aufrüstung der Italikertruppen zu bezeichnen. Nachdem Aeneas seine Amme Caieta an dem fortan nach ihr benannten Platz beerdigt hat, anschließend am Land der Circe vorbeifährt, landet nun die trojanische Flotte am Tiber in Latium. Hier herrscht König Latinus, der mit seiner Gattin Amata die viel umworbene Tochter Lavinia hat. Die Königin fördert die Werbung des Rutulerkönigs Turnus (Rutuler sind ein Italikerstamm). Als Sohn des Daunus und der Venilia wurde er von der Sibylle von Cumae schon als neuer Achilles angekündigt. Die Auseinandersetzung Turnus-Aeneas wird im zwölften Buch genau besprochen.

Am Ufer des Tiber angekommen, verzehren die ausgehungerten Trojaner neben den Speisen auch die Unterlagen, was als Erfüllung des schon oben genannten Tisch-Prodigiums geltend gemacht wird.

Ilioneus führt als Gesandter am nächsten Tag eine Truppe Trojaner zu Latinus. Dort werden sie freundschaftlich begrüßt, es kommt zum Austausch von Gastgeschenken, Latinus bietet dem vom Orakel seines prophetischen Vaters Faunus prophezeiten „auswärtigen Schwiegersohn" die Hand von Lavinia an (und das, obwohl er Aeneas noch nicht einmal zu Gesicht bekommen hat). Ich frage mich, warum eigentlich Aeneas nicht selbst zu Latinus gegangen ist und stattdessen Ilioneus geschickt hat.

Juno indessen fühlt sich von Aeneas besiegt (7. Buch, 310) und schürt nun mit Hilfe der Trauergöttin Allecto neues Ungemach, welches letztendlich zum Kriege führen wird.

> *Nein, es wird auch der Sproß der Venus, ein anderer Paris,*
> *Wird zum tödlichen Brand dem neuerstandenen Troja.*
> (Buch 7, 321-322)

In Vers 572 ff gibt Juno selbst den Anstoß zum Krieg. Turnus und die Männer der von Allecto in Raserei versetzten Frauen drängen Latinus zum Krieg gegen Aeneas. Latinus weigert sich aber.

> *Da aber schwang sich vom Himmel nieder die Herrin der Götter,*
> *Stieß mit eigener Hand an die zögernen Pforten, die Angel*
> *Drehend, sprengte die Göttin die eisernen Türen des Krieges.*
> (Buch 7, 620-622)

Ganz Italien/Laurentum rüstet nun zum Krieg. Es folgt nun eine für die Analyse unbedeutende Aufzählung von 13 Anführern der Italiker.
Im nächsten Buch versuchen beide Kriegsseiten, ihre Truppen durch Verbündete zu stärken. Turnus schickt Venulus zu Diomedes nach Apulien. Diomedes, der in der Ilias schon siegreich gegen Aeneas gewesen ist, lehnt allerdings ab (siehe unten).
Aeneas, wieder voller Sorgen ob der Entwicklung, hat erneut eine Vision, in der ihm der Flussgott Tiberinus erscheint und ihm die nahe Zukunft prophezeit (zweite Verkündigung des Sau-Prodigiums).
Am nächsten Morgen macht sich Aeneas auf die Reise, um Verbündete zu suchen, die er letztendlich in dem Griechen aus Arkadien Euander und seinem Sohn Pallas findet.
Immer wieder zitiert VERGIL den frommen Aeneas. Eigentlich will der ja nur Gutes, ist gegen Krieg, möchte sich im Lande seines Ahnherrn Dardanus niederlassen, möchte Lavinia heiraten und dann das neue, viel mächtigere Troja gründen. Pietas Aeneas halt.
Nachdem er in Euander und Pallas Verbündete gefunden hat, trifft er bei den Etruskern und dessen Anführer Tarchon seinen zweiten Kriegspartner (Buch 10).
Parallel versuchen im neunten Buch die Trojaner Nisus und Euryalus, durch die feindlichen Reihen zu Aeneas zu gelangen. Entfernt erinnert diese Episode an die Dolonie in der Ilias, in der Odysseus und Diomedes in der Nacht die feindliche Stellung der Trojaner ausspionieren. Der Unterschied ist nur, dass Nisus und Euryalus entdeckt und geköpft werden. Am Ende des 9.Buchs leitet VERGIL die Aristie des Turnus ein, an deren Schluss Turnus aufgrund des Wegfalls des göttlichen Junoschutzes (auf Weisung Jupiters) fast zu Tode kommt. Aeneas wird im kompletten 9. Buch nicht erwähnt. Wie gesagt, Parallelhandlung.
Im 10. Buch verurteilt Jupiter in einer Götterversammlung den Krieg der Italiker mit den Trojanern, lässt aber auch zunächst dem Schicksal seinen weiteren Lauf. Unterdessen greifen die Italiker die befestigte Stellung der Trojaner weiter an. Aeneas ist mit dem etruskischen Heer im Anmarsch. Bei Tagesabbruch sichtet er das Lager der Trojaner und landet am Strand.

Es kommt zum Heldenkampf Pallas gegen Turnus, in dem Turnus gewinnt (übertragen vergleichbar dem Kampf Hektor-Achilleus in der Ilias). Turnus nimmt ihm als Siegesbeute den Schwertgut ab, was zum Ende letztendlich seinen eigenen Tod bedeutet. Der Tod des Schutzbefohlenen Pallas bringt Aeneas in Rage. Er macht Gefangene, um sie als Totenopfer darzubringen, und tötet seine Gegner, obwohl sie um Gnade bitten. Wo ist hier der sonst so fromme Aeneas?

Zorn und Rache prägen hier seinen Weg. In dieser Wut hätte er sicherlich auch den Turnus erschlagen, wenn dieser nicht von Juno gerettet worden wäre.
So wie hier hat sich Aeneas bisher nicht präsentiert. Trotzdem tötet und wütet er nicht aus reiner Tötungsabsicht, da ja schließlich Krieg ist. Auch tötet er nicht um des eigenen Ruhmes Willen oder aus Prahlerei, sondern er tötet aus Gründen der Rache über den Verlust des Pallas.
Als er im Kampf den Lausus tötet, zeigt er Widerstreben und nimmt ihm nicht die Waffen ab. Hier zeigt er Mitgefühl und Mitleid. Er kann also einerseits grausam, hart und unerbittlich sein (aus Rache), kann aber auch Mitgefühl zeigen (was wohl eher zu seiner Persönlichkeit passt).
Bei der nachfolgenden Repertorisation der Persönlichkeitseigenschaften des Kriegers Aeneas erwarte ich naturgemäß Mittel wie Nux vomica ganz weit vorne. Aber ist Aeneas wirklich Nux vomica? Nein! Entschieden nein!!

1	Gemüt - Töten, Verlangen zu	75
2	Gemüt - Zorn - heftig	110
3	Gemüt - Raserei, Tobsucht, Wut	164
4	Gemüt - Kämpfen, möchte	34
5	Gemüt - Haß - Rachsucht; Haß und	21
6	Gemüt - Töten, Verlangen zu - plötzlicher Impuls zu töten	22
7	Gemüt - Grausamkeit	56
8	Gemüt - Hartherzig, unerbittlich (bei Magus Buch 10, 521 ff)	39
9	Gemüt - Gefühllos, hart (bei Magus Buch 10, 521 ff)	57
10	Gemüt - Mitgefühl, Mitleid (bei Lausus)	96

	nux-v.	anac.	hyos.	hep.	nit-ac.	crot-c.	lach.	nat-m.	ars.	plat.
	31	23	23	21	21	20	20	19	18	18
1	2	1	3	3	1	1	2	1	2	2
2	4	3	2	3	3	2	1	2	1	2
3	1	2	3	1	2	1	2	2	2	1
4	2	1	1	-	-	2	1	-	-	-
5	2	-	-	-	2	1	1	3	-	-

	nux-v.	anac.	hyos.	hep.	nit-ac.	crot-c.	lach.	nat-m.	ars.	plat.
6	2	-	2	2	-	1	-	-	2	2
7	2	4	2	3	2	1	2	-	2	2
8	1	2	1	1	2	-	-	1	1	1
9	3	3	1	1	-	1	2	1	1	1
10	2	-	-	-	2	1	1	2	-	-

Nux vomica in allen Rubriken mit deutlichem Abstand! Nun ja, obwohl Aeneas natürlich nicht Nux vomica ist, kann er sich aber selbstverständlich passager in einem Nux vomica Zustand befinden. Und der macht ihn äußerst erfolgreich. Erst zum Ende seines Gemetzels als Vergeltung für seinen Freund Pallas kommt er wieder etwas zu sich, zeigt Mitleid.

Auch die Rubrik „*Gemüt - ungestüm*" könnte noch mit aufgenommen werden, ändert aber nichts an dem Gesamtergebnis, sondern bestätigt höchstens Nux vomica.

An achter Stelle erscheint Natrium muriaticum, welches in den vorangegangenen Repertorisationen neben Causticum und Ignatia favorisiert wurde.

Weder Causticum und schon gar nicht Ignatia sind in dieser Auswertung zu finden. Ich denke, dass Natrium muriaticum in diesem Zustand Aeneas' Mittel ist, da es als einziges dreiwertiges Mittel in der Gemütsrubrik „*Hass - Rachsucht; Hass und*" steht. Wenn es eine Rubrik „*Verlangen zu töten - aus Rachsucht*" gäbe, müsste Natrium muriaticum hier hochwertig stehen.

Eigentlich müssten die Rubriken sechs und sieben gestrichen werden. Grausamkeit wird ihm ja nur von Mezentius vorgeworfen, nachdem Aeneas seinen Sohn getötet hat, und ob er wirklich plötzliche Impulse zu Töten hat, bleibt dahingestellt. Er tötet aus Rache und nicht aus Verlangen.

„*Gemüt - kämpfen, möchte*" muss eigentlich auch gestrichen werden, schließlich will Aeneas ja gar keinen Krieg, er ist an einer diplomatischen Lösung des Konflikts interessiert. Das ergibt eine veränderte Repertorisation:

1	Gemüt - Töten, Verlangen zu	75
2	Gemüt - Zorn - heftig	110
3	Gemüt - Raserei, Tobsucht, Wut	164
4	Gemüt - Haß - Rachsucht; Haß und	21

5	Gemüt - Hartherzig, unerbittlich [im Sinne von gnadenlos]								39
6	Gemüt - Gefühllos, hart								57
7	Gemüt - Mitgefühl, Mitleid								96

	nux-v.	nat-m.	nit-ac.	anac.	hyos.	lach.	hep.	crot-c.	lyss.	op.
	22	19	18	16	15	15	14	13	13	13
1	2	1	1	1	3	2	3	1	1	1
2	4	2	3	3	2	1	3	2	1	1
3	1	2	2	2	3	2	1	1	1	3
4	2	3	2	-	-	1	-	1	-	-
5	1	1	2	2	1	-	1	-	1	2
6	3	1	-	3	1	2	1	1	1	1
7	2	2	2	-	-	1	-	1	2	-

Natrium muriaticum steht nun an zweiter Stelle! Und Nux vomica ist nicht mehr so hochwertig führend.

Zahlreiche Tote säumen nun den Weg des frommen Aeneas, der doch eigentlich nur Frieden will, an diplomatischen Lösungen interessiert ist, dem Disharmonie erneut große Sorgen bereitet. Glücklicherweise erreicht er nun wenigstens einen Waffenstillstand, um die Toten zu bestatten. 12 Tage Ruhe (wie in der Ilias).

In der Waffenstillstandszene im 11. Buch ist wieder der harmoniebedürftige Friedensstifter Aeneas zu erkennen. Er sagt:

> *Welch unwürdiges Schicksal hat euch, Latiner, in solche*
> *Schlimme Kämpfe verstrickt, daß ihr als Freunde uns meidet?*
> *Frieden allein für Entseelte, die Mars im Kampf getötet,*
>
> *Flehet ihr? Gern auch gewährt' ich den Lebenden ihn, denn ich wäre*
> *Nimmer genaht, wenn das Schicksal hier nicht mir Sitze gewiesen.*
> *Auch nicht führ ich den Krieg mit dem Volk, der König entsagte*
> *Unserem Bund und vertraute sich lieber den Waffen des Turnus".*
> (Buch 11, 109-114)

Darauf der italische Greis Drances:

„ O du troischer Held, durch Ruhm erhaben, erhabner
Noch durch Taten, wie mag ich durch Lob dich zum Himmel
erheben?
Was bewundere ich mehr, die Gerechtigkeit oder die Kriegstat?
...Ja, uns soll es erfreun, die Stadt der Verheißung zu türmen
Und auf unseren Schultern die Steine für Troja zu tragen."
(Buch 11, 124-131)

Der Zug mit der Leiche des Pallas erreicht nun Arkadien, und der trauernde Vater Euander bittet nun den abwesenden Aeneas um Rache an Turnus.
Das klagende Volk der Latiner fordert Turnus als den Verursacher allen Unheils (in Wirklichkeit ist es Juno) zum Zweikampf gegen Aeneas auf. Drances schürt diese Stimmung gegen Turnus.
Nun kommt es zur großen Ratsversammlung der Latiner, in der Venulus die Worte des großen Diomedes überbringt, der zum Frieden mit Aeneas rät:

„Immer hat den Sieg der Arm des Aeneas, des Hektor
Wieder verzögert und bis zum zehnten Jahr verhindert,
Beide durch Mut und beide berühmt durch treffliche Waffen,
Frömmeren Sinns noch Aeneas, drum bietet zum Bund die Hände,
Weil es noch möglich; doch Waffen mit Waffen zu messen,
vermeidet!"
(Buch 11, 289-293)

Drances verlangt im Rat, dass Frieden mit Aeneas eingegangen wird, dass Turnus auf seine Rechte verzichten und Lavinia Aeneas zur Frau gegeben werden soll. Diesem Vorschlag stellt sich Turnus wütend entgegen und fordert weiter den Krieg. Zum Zweikampf sei er allerdings bereit.
Während weiter beraten wird, zieht das Heer von Aeneas vor die Mauern Latiums. Es kommt nochmals zur Reiterschlacht vor den Toren Latiums, in der die Amazone Camilla fällt. Nach ihrem Tod flüchtet das Heer zurück in die Stadt.
Turnus ist nun zum entscheidenden Zweikampf mit Aeneas bereit. Aber Latinus möchte aus Sorge um den Verlust des Turnus lieber einen Friedensvertrag aushandeln (zu dem Aeneas sicherlich bereit gewesen wäre). Turnus beharrt aber auf seinem Entschluss.
In einer feierlichen Opferzeremonie wird der Vertrag zwischen Troern und Latinern beschworen: sollte Aeneas dem Turnus unterliegen, werden sie abziehen und zu Euander gehen und fortan mit den Italikern (=Latinern) Frieden

halten. Sollte Aeneas gewinnen, werden sich Latiner und Troer gleichberechtigt verbünden, Latinus würde oberster Herrscher bleiben, Aeneas würde seine Tochter Lavinia ehelichen und die neu gegründete Stadt nach ihr benennen.
In diesem Vertrag erkennen wir wieder den frommen Friedensstifter. Ihm geht es offensichtlich gar nicht um den Sieg, Ruhm scheint ihm nicht wichtig. Eigentlich will er nur ankommen, seine Ruhe haben und eine neue Stadt gründen. Er scheint über allem zu stehen, und wird von VERGIL fast wie ein Messias personifiziert.
Frieden bzw. Wunsch nach Frieden findet sich im Repertorium nur als Querverweis: *„Friedensstifter"* verweist u.a. auf *„Streiten-Abneigung gegen"* und „". Und natürlich *„Harmonie - Verlangen nach"*, eine Rubrik, die nur 14 homöopathische Mittel enthält. Eine Rubrik von solcher Wichtigkeit und Bedeutung mit nur 14 Mitteln? Wieder ein Versagen des Synthesis-Repertoriums. Man nehme die Materia medica, suche nach Verlangen nach Harmonie, und mehr als 14 Mittel werden gefunden.

1	Gemüt - Beschwerden durch - Tod von geliebten Personen - Eltern oder Freunde, der (Pallas Tod)	21
2	Gemüt - Streiten - Abneigung gegen	20
3	Gemüt - Diplomatisch	2
4	Gemüt - Empfindlich - Grobheiten; gegen	19
5	Gemüt - Harmonie - Verlangen nach	14

	mag-m.	nat-m.	staph.	vanil.	aur-m-n.	lyc.	calc.	ign.	kali-s.	ruta
	8	8	8	8	6	6	5	5	5	5
1	-	1	1	3	1	1	1	4	-	-
2	1	1	1	1	1	1	-	-	2	1
3	1	-	-	-	-	1	-	-	-	-
4	1	1	3	-	1	-	2	-	-	-
5	1	1	-	1	-	-	-	-	1	2

Wieder Natrium muriaticum neben Magnesium muriaticum, das Natrium muriaticum ja sehr ähnlich ist.
Aber nochmals kommt es zu göttlichen Einmischungen Junos und zu Zwietracht.

Die Schwester des Turnus, die Nymphe Juturna, hetzt in menschlicher Gestalt die aus Mitleid mit Turnus unzufriedenen Rutuler (sein Volk) auf. Direkt am Altar entbrennt wieder der Kampf, indem Aeneas durch einen von unbekannter Hand geschossenen Pfeil verwundet wird, wo er gerade dabei war, erneut zu schlichten und Frieden zu stiften.

Kaum hat Aeneas den Kampfplatz verlassen, entbrennt Turnus von plötzlicher Hoffnung getrieben erneut, und schlachtet zahlreiche Gegner ab. Unterdessen versucht im Lager der trojanische Heiler Japyx den Pfeil aus der Wunde zu ziehen, was ihm misslingt. Erst die Hilfe von Venus und die Pflanze Diktamnum heilen den Aeneas vollständig. Möglicherweise handelt es sich bei dieser Pflanze um Dictamnus albus, eine Heilpflanze der Antike.
Geheilt stürzt Aeneas wieder in die Schlacht, zuvor folgende Worte seinem Sohn Julus sagend:

> *Tapferkeit lerne von mir, o Sohn, und Beharren in Mühen,*
> *Aber von andren das Glück! Jetzt wird mein Arm in dem Kampfe*
> *Mächtig dich schützen und jetzt zu hohen Zielen dich führen.*
> *Du nun sorge, sobald dein blühendes Alter heranreift,*
> *Des zu gedenken, und wenn du erwägst der Deinigen Vorbild,*
> *Mög Aeneas, der Vater, und Hektor dich spornen, der Oheim."*
> (Buch 12, 335-340)

Hochmut und Prahlerei, typische Lycopodiumsymptome, aber auch Natrium muriaticum findet sich hier (*„Hochmütig, arrogant", „Angeber"*).

In der Schlacht wütet er wieder wie oben, von Götterkraft unterstützt.

> *...Häuft er ringsum mit Schrecken ohn' alle Schonung und Mitleid*
> *Furchtbaren Mord und löst der Rache sämtliche Zügel.*
> (Buch 12, 498-499)

Aus Rachsucht mordet er und nicht aus anderen Gründen.
Nachdem sich Lavinias Mutter aus Gram über den vermuteten Tod des Turnus und aus Schuldgefühlen erhängt hat, erkennt Turnus schließlich die Ablenkungsmanöver seiner Schwester Juturna und kann sich nun ohne göttliche Ablenkung in den Zweikampf begeben.
Bevor allerdings Turnus im Endkampf verliert, kann Jupiter seine Frau und Schwester Juno davon überzeugen, endlich den Hass auf Aeneas und die Trojaner zu begraben. Juno verlangt allerdings, dass die Latiner nicht den Namen

der siegreichen Trojaner annehmen dürfen. Brauch und Sprache bleiben lateinisch. Das durch Mischung der beiden Stämme entstehende Volk wird an Frömmigkeit alle anderen überragen.
Im Schlusskampf ist Aeneas dem Turnus überlegen. Nachdem ihn Turnus mit dem Felsblock (siehe oben) verfehlt hat, wird er von Aeneas am Oberschenkel schwer verwundet:

> *Mitten durchbohrt mit Geklirr er die Hüfte, vom Stoße getroffen*
> *Sinkt mit brechendem Knie der gewaltige Turnus zu Boden.*
> (Buch 12, 926-927)

Bittflehend liegt nun Turnus vor ihm, und Aeneas ist geneigt, ihn zu begnadigen, da sieht er den Schwertgurt (das Wehrgehenk) des Pallas hoch an der Schulter des Turnus:

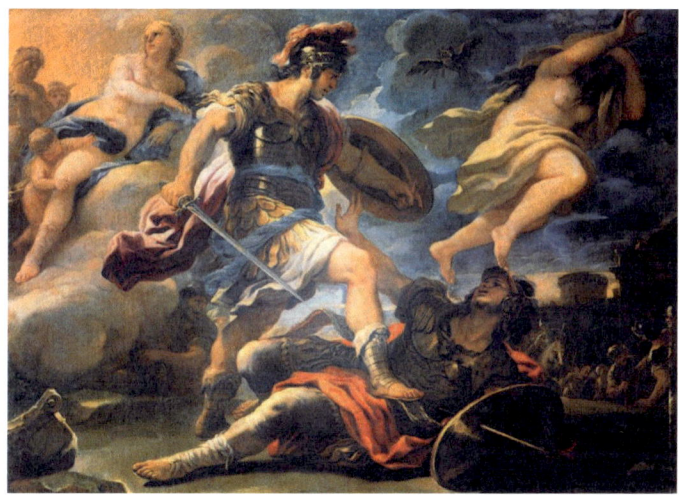

> *Als Aeneas dies Mahnmal des grimmigen Schmerzes, die Beute*
> *nahe vor Augen sah, da rief er, lodernd vor Wut und*
> *schrecklich im Zorn: „ Sollst du mir jetzt, mit den Waffen der Meinen*
> *prunkend, entkommen? Pallas erschlägt dich hier mit dem Hiebe,*
> *Pallas nimmt an deinem, des Frevlers, Blute nun Rache"*
> *Also wütend stößt er tief sein Schwert in die Brust ihm,*
> *dem aber sinken im Todesfrost die Glieder dahin, sein Leben fährt,*
> *aufstöhnend, voll Unmut hinab zu den Schatten.*
> (Buch 12, 945-952, dt. von J. Götte)

Und damit ist die Aeneis beendet und Aeneas der Sieger.
Aeneas hätte möglicherweise Gnade walten lassen, aber die Rache bezüglich des Todes seines Freundes Pallas lässt ihn gnadenlos zuschlagen.

Und genau diese Schlussszene ist Schlüsselszene der Aeneisdiskurse nach dem zweiten Weltkrieg.
Der von Affekten übermannte Aeneas („lodernd vor Wut, und schrecklich im Zorn"), der als Pallas, wie ein personifizierter Rachegott, den bittflehenden Turnus tötet, repräsentiere einen Rückfall in die Epoche, die vom Prinzip der Rache beherrscht sei, in die Epoche des heroisch handelnden Helden ohne soziale Bindung: Rache sei eine Art Heldenreflex, so Werner SUERBAUM.

Zusammenfassung

Zusammenfassend über alle Stationen, angefangen im trojanischen Krieg, über die Irrfahrt, hin zum Krieg in Latium, ergibt sich für mich Natrium muriaticum als Hauptmittel für Aeneas. Auch wenn das Mittel zunächst gar nicht so deutlich war, kristallisierte es sich während der Analyse immer mehr heraus. Viele Mittel, die im Laufe der verschiedenen Analysen in Frage kamen, finden sich auch in meiner ausführlichen Gesamtrepertorisation im Anhang dieser Untersuchung (so Sulfur, Staphysagria, Ignatia).

Sowohl HOMER als auch VERGIL charakterisieren Aeneas eher als friedvollen Menschen, der nur, wenn er gereizt wird, zu heftiger Wut und Zorn neigt. Anstatt zu kämpfen, würde er lieber den diplomatischen Weg wählen. Konflikten geht er gerne aus dem Weg, Streit meidet er. Selbstverständlich gerät er als Anführer der Trojaner immer wieder in schwierige Situationen. Mit seinem klaren Verstand meistert er diese eher klug und intelligent.
Die Schlüsselszene, die mich zur Mittelwahl gebracht hat, ist die Dido-Tragödie. Hier war Natrium muriaticum nach Vanilla das zweite Mittel. Die Art und Weise, wie er sich aus der Affäre zieht, ist m.E. für Natrium charakteristisch. Am liebsten würde er um der Harmonie Willen alles so lassen, wenn da nicht die Götter und damit seine Berufung wären.
Der zweite Hauptgrund für Natrium muriaticum findet sich erstaunlicherweise in seinen Kriegshandlungen. Obwohl hier naturgemäß Nux vomica herauskommt, erscheint Natrium muriaticum trotzdem an zweiter Stelle. Natrium muriaticum tötet nicht wie Nux vomica, es gibt immer einen Grund, und bei Aeneas ist es die Rache. Wer so viel Ungerechtigkeit ertragen muss, was schwerfällt, wird wütend und schlägt zurück.
Familie schätzt er sehr hoch, Tradition ist ihm wichtig. Er ist eben nicht der

Überheld. Da gibt es andere, Achill oder Diomedes oder Turnus. Er ist auch nicht so listig wie Odysseus, er geht eher den geradlinigen Weg. Er überlegt mit Bedacht, sucht den harmonischen Weg und hält sich auch nicht für den Größten, wie z.B. Achill.
Dass Staphysagria als zweites Mittel herauskommt, hat mich schon verwundert.
Aber als Hauptmittel gefällt es mir nicht. Eines der zentralen Themen Staphysagrias ist die Unterdrückung. Eine Unterdrückung, die meistens auf tiefe Probleme in der Kindheit hinweist. Zu Aeneas Kindheit ist relativ wenig bekannt. Weil er Sohn einer Göttin ist, ist davon auszugehen, dass er mütterliche Vernachlässigung empfunden hat. „Beschwerden durch - Vernachlässigung" wäre möglicherweise eine Rubrik, sicherlich aber nur spekulativ. In dieser Rubrik findet sich aber auch Natrium muriaticum zweiwertig. Und wenn ich die Rubrik „Beschwerden durch - Vernachlässigung-durch die Mutter" wähle, zeigt sich Natrium, aber kein Staphysagria. Und die Rubrik „Beschwerden durch Kränkung, Demütigung", in der sich Staphysagria vierwertig findet, lässt sich m.E. nicht auf Aeneas übertragen.
Ich kann beim besten Willen Aeneas nicht den vier Untertypen Staphysagrias nach BAILEY zuordnen. Unterdrückung ist bei ihm kein Thema.
Ebenso geht es Ignatia, das lange in „Führung" lag. Wenn es bei Staphysagria um Unterdrückung von Gefühlen geht, so empfindet Ignatia alle Emotionen- Ärger, Trauer, Freude Lust und Angst mit großer Intensität. Es findet sich laut ELENDT neben Staphysagria, Carcinosinum, Natrium muriaticum und Nux vomica am häufigsten in den „Beschwerden durch"-Unterrubriken. Allerdings steht Ignatia auch zweiwertig in der Rubrik „Gefühle, Emotionen, Gemütsbewegungen - unterdrückte". Und hier ist Natrium muriaticum nur einwertig.
Für mich ist Ignatia das wichtigste differentialdiagnostische Mittel zu Natrium muriaticum. Insbesondere die Dido-Episode ist charakteristisch für Ignatia.
Im Gegensatz zu Staphysagria hat Ignatia eher ein relativ starkes und selbstbewusstes psorisches Ich herausgebildet, so ELENDT.
Von Ignatia muss auch Vanilla differenziert werden, das in der Dido-Repertorisation als erstes Mittel in Frage kam. „Gemüt - Liebe-Sehnsucht nach" enthält Vanilla zweiwertig.
Dass in meiner Gesamtrepertorisation Nux vomica an dritter Stelle erscheint, ist nicht verwunderlich. Wie schon in der ersten Ausgabe der Homöopathischen Schriftenreihe zu lesen, kommt Nux vomica für alle Helden und Kriegsführer in Betracht, für den einen mehr, für den anderen weniger. Aber Aeneas ist eben nicht der kämpfende Held wie Turnus oder Achilleus, er ist der friedfertige, eher weise Anführer der Trojaner mit visionärem Ziel, nämlich ROM.
In der im Anhang abgebildeten Gesamtrepertorisation sind die wichtigsten

Symptome seiner verschiedenen Lebensstationen aufgeführt. Die einzelnen Symptome wurden im Text erläutert.

Zum Schluss noch einige Worte zu VERGIL. Im Unterschied zu HOMER hat er ein durchaus politisches Werk geschrieben. Die Hochschätzung der Julier Caesar und Augustus wird an vielen Stellen des Epos deutlich. Er verknüpft Mythologie mit Realität.
K. QUINN meint, VERGIL sei am Problem des Krieges gescheitert. In seinem Werk „Virgil's Aeneid. A critical description", 1968, sieht er zwei nicht miteinander geklärten Probleme des Kriegs und des Kämpfens: das hehre Ziel und die blutigen Mittel - und die damit verbundene Einsicht VERGILS, dass das Ziel auf dem Weg, durch die Mittel verkommt.
Dieses Scheitern an der nicht bewältigten Aufgabe, den Krieg - im Sinne des Augustus - zu rechtfertigen oder ihn gar als sinnvoll darzustellen, hat für QUINN VERGIL veranlasst, auf dem Sterbebett die Aeneis verbrennen zu wollen (zitiert nach W. SUERBAUM).

Anhang

Gesamtrepertorisation über alle Lebensstationen unter Berücksichtigung der wichtigsten Symptome

1	Gemüt - Sorgen; voller	105
2	Gemüt - Mutig - abwechselnd mit - Entmutigung	3
3	Gemüt - Angst - Familie, um seine	37
4	Gemüt - Pläne - macht, schmiedet viele Pläne - rachsüchtige Pläne, plant Racheakte	8
5	Gemüt - Verstand geschärft, vermehrt	18
6	Gemüt - Gedanken - überlegt, bedacht	73
7	Gemüt - Trost - amel.	29
8	Gemüt - Schreckliches und traurige Geschichten greifen sie stark an	67
9	Gemüt - Traurigkeit - Verzweiflung; mit	5
10	Gemüt - Klagen	123

11	Gemüt - Kummer, Trauer	149
12	Gemüt - Sachlich, vernünftig	16
13	Gemüt - Ehrlich	13
14	Gemüt - Ungerechtigkeit; erträgt keine	63
15	Gemüt - Pflicht - zu viel Pflichtgefühl	38
16	Gemüt - Korrekt, anständig, wohlerzogen - zu	32
17	Gemüt - Mitteilsam, gesprächig	32
18	Gemüt - Streiten - Abneigung gegen	20
19	Gemüt - Liebe - Familie; die	32
20	Gemüt - Verantwortung - ernst; nimmt seine Verantwortung zu	26
21	Gemüt - Bestimmtheit	47
22	Gemüt - Angeber	21
23	Gemüt - Klarer Verstand	46
24	Gemüt - Intelligent	23
25	Gemüt - Hochmütig, arrogant	135
26	Gemüt - Verwegenheit	50
27	Allgemeines - Spannkraft, Kräfte	16
28	Gemüt - Mutig	52
29	Gemüt - Furcht - plötzlich	49
30	Gemüt - Beschwerden durch - Tod von geliebten Personen - Eltern oder Freunde, der	21
31	Gemüt - Überprüfen - zweimal oder öfter kontrollieren; muß alles	15
32	Gemüt - Beschwerden durch - Liebe; enttäuschte	57

33	Gemüt - Wahrheit - sagt (vorbehaltlos, rücksichtslos) die reine	17
34	Gemüt - Harmonie - Verlangen nach	14
35	Gemüt - Empfindlich - Grobheiten; gegen	19
36	Gemüt - Diplomatisch	2
37	Gemüt - Mitgefühl, Mitleid	96
38	Gemüt - Gefühllos, hart	57
39	Gemüt - Hartherzig, unerbittlich	39
40	Gemüt - Haß - Rachsucht; Haß und	21
41	Gemüt - Beeindrucken, empfänglich für Eindrücke; leicht zu	54
42	Gemüt - Tadelt sich selbst, macht sich Vorwürfe	86
43	Gemüt - Mutig - abwechselnd mit - Furcht	2
44	Gemüt - Furchtlos	23

	nat-m.	staph.	ign.	nux-v.	sulph.	calc.	puls.	carc.	lach.	ars.
	66	61	59	58	58	56	56	55	51	46
1	2	3	3	1	2	2	3	1	1	2
2	-	1	-	-	-	-	-	-	-	-
3	-	-	-	-	1	1	1	1	-	1
4	1	-	-	2	-	-	-	-	1	-
5	-	1	-	1	2	2	1	-	-	-
6	1	2	2	1	2	1	2	-	2	-
7	-	1	-	-	-	-	4	1	-	-

	nat-m.	staph.	ign.	nux-v.	sulph.	calc.	puls.	carc.	lach.	ars.
8	2	3	1	2	2	4	2	1	2	1
9	-	-	-	-	-	-	-	-	-	-
10	-	1	1	2	2	2	1	1	2	2
11	3	3	4	2	2	1	3	1	2	2
12	1	-	-	-	-	-	-	-	1	-
13	-	3	-	1	1	1	-	-	-	-
14	2	3	2	1	1	1	2	3	-	1
15	1	-	1	1	-	3	-	1	-	2
16	2	1	-	-	1	1	1	-	-	-
17	-	1	-	-	2	-	-	1	2	-
18	1	1	-	-	-	-	-	-	-	-
19	1	-	1	-	1	2	1	1	1	2
20	1	-	1	-	-	1	1	1	-	1
21	-	-	-	1	1	-	-	1	2	1
22	1	-	-	1	3	1	1	-	1	1
23	-	-	1	2	-	-	-	-	1	-
24	-	-	-	-	1	1	-	1	1	-
25	1	2	1	1	3	1	2	1	2	1
26	1	1	3	-	1	-	2	1	-	-
27	-	-	-	-	-	-	-	-	-	-
28	-	1	2	-	1	-	2	1	1	-
29	-	-	1	-	-	-	-	1	-	2
30	1	1	4	1	-	1	-	-	-	1
31	1	-	-	-	-	-	-	1	-	1

	nat-m.	staph.	ign.	nux-v.	sulph.	calc.	puls.	carc.	lach.	ars.
32	4	3	4	1	1	1	-	1	2	-
33	-	-	-	-	-	-	-	-	-	-
34	1	-	-	-	-	-	-	1	-	-
35	1	3	-	1	-	2	1	1	-	-
36	-	-	-	-	-	-	-	-	-	-
37	2	1	2	2	-	1	1	3	1	-
38	1	-	-	3	2	-	-	-	2	1
39	1	-	-	1	1	-	-	-	-	1
40	3	-	-	2	-	1	-	-	1	-
41	2	2	1	2	1	3	3	3	1	2
42	2	1	2	3	1	-	2	2	1	2
43	-	-	-	-	-	-	-	-	-	-
44	-	-	2	-	-	-	-	-	-	-

Literatur

Apollodor: Bibliotheke. Götter- und Heldensagen. Griechisch und Deutsch. Herausgegeben, übersetzt und kommentiert von Paul Dräger. Reihe Tusculum. Artemis & Winkler, Düsseldorf/Zürich 2005

Der kleine Pauly: Lexikon der Antike in fünf Bänden (Hrsg. K. Ziegler und W. Sontheimer), München 1997

Bailey, Philip M.: Psychologische Homöopathie, München 2000

Elendt, Dieter: Psychodynamik homöopathischer Arzneimittelbilder Teil 2, Norderstedt 2012

Hahnemann, S.: Organon der Heilkunst, 6.Auflage, Leipzig 1921

Hirsch. Patrick C.: Agamemnon in der Ilias. Eine homöopathische Analyse, in: Elendt, D.: (Hrsg): Homöopathie und... Eine Schriftenreihe - ein Glasperlenspiel. Erste Ausgabe 2013: Homöopathie und Homers „Ilias", Norderstedt 2013

Homer: Ilias, Odyssee (Übersetzung Voß, J.H.), München 2004

Homer: Ilias (übertragen von Raoul Schrott), Frankfurt am Main 2010 (Lizenz Hanser München 2008)

Kerényi, Karl: Die Mythologie der Griechen. Die Heroen-Geschichten, Deutscher Taschenbuch-Verlag, München 1996

M. Plutarchus, Plutarchs Aristides und Cato Maior und ausgewählte Biografien des Plutarch (1870), Kessinger Pub Co 2009

Quinn Kenneth: Virgil's Aeneid. A critical description, London 1968
Gottfried Jakob Schaller, Adolph Heinrich Christian: Dionysius von Halikarnaß: Urgeschichte der Römer. Zwölf Bändchen, Stuttgart 1827–1849

Schwab, Gustav Sagen des klassischen Altertums, Anaconda, Köln, 2011

Suerbaum, Werner Vergils Aeneis, Reclam Stuttgart 1999

Synthesis-Repertorium: Innerhalb des RADAR-Computerprogrammes, Version 10.5, Archibel 2009

Ovid Metamorphosen: Lat./Dt. von Michael von Albrecht und Ovid von Reclam, Philipp, jun. GmbH, Verlag Stuttgart (1994)

Vergil, Aeneis übersetzt von Johannes Götte, Heimeran Verlag, Leipzig 1979

Vergil, Aeneis übersetzt vonWilhelm Prankl, Reclam Stuttgart 1981

Wachsmuth, J und M. Hadulla:
„Agamemnon und Lycopodium", in: Hadulla, M. und J. Wachsmuth: „Homöopathische Archetypen bei Homer. Eine Archäologie der Seele", Haug, Heidelberg 1996, S. 83-116

Abbildungen:

S. 73   Aeneas flieht aus Troja (Federico Barocci 1598)

S. 77   Wenceslaus Hollar - Aeneas and Diomedes, unbekanntes Jahr

S. 92   Aeneas trägt Anchises, schwarzfigurig bemalter Weinkrug, ca. 520–510 v. Chr., Louvre von Paris

S. 95   Karte mit den Reisen von Aeneas. QuartierLatin1968

S. 99   Augustin Cayot (1667-1722), La mort de Didon, 1711

S. 104   Peter Paul Rubens (1577-1640), Aeneas in der Unterwelt

S. 115   Luca Giordano (1632-1707), Enea vince Turno

Erwähnte Filme:

Aeneas: Der Kampf um Troja (Italien, 1961)

Aeneas, Held von Troja (Italien, 1962)

Die Äneis, Vierteiliger Fernsehfilm, Franco Rossi (1970)

Anschrift des Verfassers:

Patrick C. Hirsch
Körnerstr. 11b
D-59423 Unna
patrickhirsch@mac.com

Der Limerick. Beispiele einer textkritischen Analyse vom Blickwinkel der tiefenpsychologischen Homöopathie.

Teil 2: Die Bedeutung der Motive und der Symptomengenese: Der Timbuktu-Limerick

von Anonymus

Warum die Analyse eines Limericks in einem Band über die Odyssee und die Aeneis? Anders als der im ersten Teil behandelte Limerick, wird der hier vorgestellte nicht HOMER zugeschrieben und auch VERGIL nicht. Dennoch gibt es gute Gründe, ihn gerade in diesem Zusammenhang zu analysieren. Beginnen wir mit dem ersten Vers:

> When Tim and I to Dublin went,

1) Offenbar handelt es sich bei dem Ich-Erzähler und Tim um zwei Personen, die gern reisen. Die entsprechende Rubrik sollte verwendet werden. An dieser Stelle ergibt sich der erste Hinweis auf die Odyssee: Auch Odysseus hat ein ausgesprochenes Verlangen zu reisen. So gut es ihm bei Kalypso geht, er verläßt sie. Er verlässt auch Kirke und Nausikaa. Drei Frauen trifft er auf seinen Reisen, alle drei wollen, dass er bleibt und alle drei verlässt er. Wir werden gleich sehen, dass es auch in diesem Limerick um drei Frauen geht, wenn auch in einer differenten Form.

Das Ziel des Reisens ist jedoch bei Odysseus und im Limerick sehr verschieden. Odysseus muss Abenteuer bestehen, um nach Hause zu kommen, Aeneas muss Abenteuer bestehen, um ein neues Zuhause zu gründen. Tim und der Ich-Erzähler verlassen offenbar das Zuhause, um Abenteuer zu erleben.

Ein zweiter Hinweis auf die Odyssee ergibt sich aus dem verwendeten Städtenamen. Der Limerick wurde zwar mit dem Namen „Dublin[36]" gedichtet, der Städtename wurde aber kurz darauf (wahrscheinlich um 1919) in „Brisbane" geändert. Warum wurde so der Hinweis nicht nur auf Dublin, sondern sogar auf Irland getilgt? Warum stattdessen eine Stadt, die am anderen Ende der Welt liegt[37]? Möglicherweise hängt das mit dem in Dublin handelnden Roman „Ulysses" zusammen, der bekanntlich in Großbritannien und den USA zu-

---

[36] In einer verschollenen Fassung soll statt „to Dublin" „through Dublin" stehen.

[37] Beide Städte liegen an der Ostküste. Beide haben annähernd den gleichen Breitengrad, nur auf verschiedenen Hemisphären.

nächst wegen seiner Obszönität verboten war. Womöglich wollte der Dichter aus Gründen des Selbstschutzes jeden Hinweis auf JOYCEs Roman vermeiden[38]. Tim und der Ich-Erzähler entsprächen dann Telemachos und Odysseus (der ja in der Odyssee auch über weite Strecken in der Ich-Form erzählt).

2) Wir haben hier einen Limerick vor uns, dessen Entstehungsgeschichte bekannt ist: Wie die meisten Limericks verdankt auch dieser seine Existenz dem Aufenthalt des Dichters in einem Pub. Man trifft sich, man trinkt etwas und schon kommt die Aufforderung: „Mach doch mal einen Limerick auf London!" Hier war es ein wenig komplizierter. Es war eine Wette des Inhalts, dass der Dichter keinen Limerick auf „Timbuktu" machen könne. Was reimt sich schon auf „Timbuktu"!?
Und was macht der Dichter? Einen Limerick auf Dublin. Dem Verf. scheint, dass der Dichter an dieser Stelle seine Aufgabe verweigert und die Regeln bricht. Der Verf. würde an dieser Stelle die Rubrik *„Anarchist"* verwenden und/oder *„Beachtung - schenkt allgemeinen Regeln keine"*.
Zweiter Vers:

    We met three ladies cheap to rent[39].

Das Gelächter über das Unvermögen des Dichters wird etwas leiser, denn jetzt wird es interessant!
Was können wir über den Dichter des Limericks weiter erfahren? Über ihn und Tim? Sie sind offenbar mit promiskuitiven Absichten unterwegs. Der Querverweis des Repertoriums lautet *„ehebrecherisch"* und es ist die Frage, ob man die Rubrik anwenden kann, wenn weder der sich als „ich" bezeichnende Autor noch Tim verheiratet sind (worüber wir nichts wissen). Der zweite Querverweis ist *„Liebe - Perversion; sexuelle"*. Da wir auch das nicht positiv sagen können, nehmen wir sicherheitshalber beide Rubriken in die Repertorisation auf.
Eine Rubrik sollte man aber nicht vergessen: Der Dichter legt großen Wert darauf, dass die drei Ladies billig zu mieten sind. Also ist die Rubrik *„Geiz"* zu verwenden.

---

[38] Das geht bis zu der Vermutung, dass der anonyme Dichter des Limericks in Wirklichkeit JOYCE selbst war.

[39] Folgt man der Hypothese, dass es in dem Limerick um einen Bezug zu „Ulysses" geht, kämen für diese zweite Zeile am ehesten das 13. und das 15. Kapitel in Frage.

3) Die beiden sind geneigt, die Dienste der erwähnten Damen anzunehmen, wobei es ein Problem gibt[40]:

They were three
but we were two

Die Lösung dieser komplizierten Situation des Dichters und Tom findet eine Lösung, die gleichzeitig die Lösung des Problems ist, das der Dichter mit seinen Herausforderern hat:

So I booked one and Tim booked two.

Hinsichtlich der im ersten Teil angenommenen pflichtgemäßen grammatikalischen und phonetischen Korrektheit kann diese Stelle nicht allzu hoch bewertet werden, denn „Tim booked two" mit „Timbuktu" gleichzusetzen, erscheint dem Verf. etwas problematisch. Dennoch anerkennt er die Witzigkeit dieser Stelle und kann sich das (homerische?) Gelächter im Pub lebhaft vorstellen. Es bleibt aber eine wichtige Frage:

4) Warum erfolgte die Verteilung der Damen in der Weise, wie sie beschrieben wird. Hierauf gibt es verschiedene mögliche Antworten:

a) Vordergründig und oberflächlich gesehen geht es um den Witz, dass der Ortsname „Timbuktu" durch „Tim booked two" ausgedrückt wird. Das muss aber nicht die einzige Deutungsebene sein.

b) Es könnte in der Beziehung zwischen dem Ich-Erzähler und Tim Gründe geben, warum die Verteilung eben so erfolgte und nicht anders. Leider wissen wir darüber nichts. Es sei denn, wir wollten im Ich-Erzähler und Tim tatsächlich Leopold Bloom und Stephen Dedalus erblicken. Geht man von dort weiter, so käme man zwangsläufig auf Tim=Telemachos und Ich-Erzähler=Odysseus.

---

[40] Hiermit distanziert sich der Verf. ausdrücklich von allen Gegebenheiten, die in irgendeiner Weise in Verbindung mit Prostitution stehen und darüberhinaus von allen Gegebenheiten und Anschauungen, die dem Konzept des „gender mainstreams" widersprechen bzw. es befürworten - auch und insbesondere von jenen Gegebenheiten und Anschauungen, die dem Verf. fremd sind. Um ganz sicher zu gehen, distanziert sich der Verf. außerdem von allem, was irgendwie mit Sexualität zu tun haben könnte und unterstreicht ausdrücklich, dass er mit alledem niemals etwas zu tun hatte und auch gegenwärtig nichts zu tun hat. Schließlich und insbesondere distanziert sich der Verf. ausdrücklich von allen Rezepten für Gulaschsuppe, die eventuell mit ihm in Verbindung gebracht werden könnten.

Die physischen und moralischen Konsequenzen dieser Deutung abzuschätzen, überlässt der Verf. dem Leser[41].

c) Es kann auch jenseits der eben genannten Hypothese angenommen werden, dass sich der Ich-Erzähler und Tim hinsichtlich ihrer physischen und moralischen Fähigkeiten unterscheiden. Aber erstens wissen wir darüber nichts und zweitens ist dem Verf. nicht ganz klar, welche Variante denn nun als pathologisch zu betrachten wäre. Allerdings kann man die Rubrik „*Moralischem Empfinden; Mangel an*" durchaus verwenden.

d) Da sich aus dem Text selbst keine eindeutige Antwort ergibt, kann man sich näher mit dem Dichter befassen, der ja den Limerick ausdrücklich in der ersten Person gedichtet hat.
Jenseits des Witzes kann man sich die Frage stellen, wie man auf eine solche Idee kommt und es ist schwer vorstellbar, dass diese Pointe durch bewusste Überlegung entstanden sein könnte. FREUD hat sich ausführlich mit diesem Thema befasst - in seiner Arbeit „Der Witz und seine Beziehung zum Unbewussten".
Man braucht nicht viel nachzudenken, woher die Assoziation des Künstlers stammt: aus seinen eigenen erotischen Phantasien. Dem gegenüber steht das Verbot der Moral. Schließlich kommt es zur Kompromissbildung: Tim ist ja noch schlimmer - noch unmoralischer - als ich.
In einer ödipalen Interpretation wäre es so, dass der von Kastration bedrohte Sohn (Telemachos) sich beweisen muss, dass er ein Mann ist. Gleichzeitig kommt es durch die gemeinsame Aktion von Vater und Sohn zum glücklichen Ausgang des Ödipuskonfliktes: dem Bündnis zwischen Vater und Sohn. Das Unmoralische der Situation darf man bei einer solchen Interpretation allerdings nicht in den Vordergrund stellen.
Immerhin heiratet Telemachos auch in der Mythologie eine der Frauen seines Vaters, wenn auch nicht seine Mutter: Kirke. Und er bringt es weiter als sein Vater, indem sie ihm die Unstreblichkeit[42] verleiht.
So können wir in dem hier besprochenen Limerick auch einen glücklichen Ausgang des Ödipus-Konfliktes sehen.

---

[41] Nur so viel sei erwähnt: Wenn man in der Odyssee das Bogenspannen und Abschießen des Pfeiles durch 12 Äxte sexualmetaphorisch begreift und berücksichtigt, dass Telemachos nicht in der Lage ist, den Bogen zu spannen, wäre die Zuordnung der handelnden Personen eher umgekehrt zu betrachten.

[42] Dies ist ursprünglich ein Tippfehler, aber ein hübscher, weshalb er bleiben darf, zumal er auch durchaus Sinn macht: Tatsächlich geht es um Unstreblichkeit und die ist vielleicht dasselbe wie Unsterblichkeit.

5) Repertorisation

1	Gemüt - Beachtung; schenkt allgemeinen Regeln keine	14
2	Gemüt - Anarchist	8
3	Gemüt - Reisen - Verlangen nach	58
4	Gemüt - Geiz	45
5	Gemüt - Ehebrecherisch	14
6	Gemüt - Abenteuerlustig	5
7	Gemüt - Liebe - Perversion; sexuelle	28
8	Gemüt - Phantasien - lasziv	54
9	Gemüt - Moralischem Empfinden; Mangel an	68

	plat. 7/8	merc. 6/10	sep. 6/9	lyc. 5/9	caust. 5/7	lach. 5/6	staph. 5/5	hyos. 4/7	tub. 4/7	calc. 4/5
1	1	1	2	1	2	-	-	-	-	-
2	-	2	1	-	2	-	1	-	-	-
3	1	2	1	-	1	1	-	1	3	1
4	1	3	2	2	1	1	1	1	-	1
5	1	-	-	2	1	1	1	-	-	1
6	-	-	-	-	-	-	-	-	2	-
7	1	1	-	2	-	-	1	2	1	-
8	1	-	1	2	-	2	1	-	-	2
9	2	1	2	-	-	1	-	3	1	-

Platin:
Von Patin sind die Hypersexualität und der Hochmut bekannt. Als Hochmut kann man es durchaus ansehen, wenn man in der Kneipe seinen Freunden von den letzten sexuellen Heldentaten berichtet - und das auch noch in einer literarisch hochwertigen und sogar witzigen Form. Die Hypersexualität, die man ja eigentlich dem Ich-Erzähler zusprechen sollte, kommt in versteckter Form zum Ausdruck, indem die Erzählung impliziert, dass der Ich-Erzähler durchaus

auch zu dem in der Lage wäre, was Tim vollbringt. Dahinter vermutet man bei Platin freilich eine tiefe Ich-strukturelle Störung, die eben dieses Verhalten zur Kompensation braucht.

Mercurius
Vor allem die Tatsache, dass sowohl der Dichter als auch seine Charaktere nicht den Normen entsprechen, kann man als Argument für Mercurius sehen. Man sollte dabei auch nicht vergessen, dass Mercurius das klassische Heilmittel für Syphilis ist und dass die beschriebene Situation sehr durch die Ansteckungsmöglichkeit mit Syphilis charakterisiert ist.

Sepia
Die Angst vor dem Weiblichen wird als typisch für den Sepia-Mann betrachtet. Insofern könnte das beschriebene Verhalten eine Kompensation für diese Angst darstellen. Für Sex zu bezahlen, bringt die Sicherheit, nicht verschlungen zu werden.

Lycopodium
Lycopodium fühlt sich zu Unrecht minderwertig und muss sich deshalb ständig selbst (und neu) beweisen, dass er etwas taugt. Auch solche Aktionen, wie zu Prostituierten zu gehen und sich nachher damit zu brüsten, können dazugehören. Im übrigen erfahren wir nichts von dem Erfolg des Besuches bei jenen Damen. Lycopodium ist auch ein sehr wichtiges Mittel bei Impotenz gerade wegen des Druckes, den sich Lycopodium dabei macht.

Causticum
Auf Causticum passt ebenfalls die Missachtung gesellschaftlicher Normen. Es könnte auch passen, dass der Ich-Erzähler zugunsten von Tim zurücksteckt und ihm den Vortritt lässt

Tuberkulinum, Medorrhinum, Staphysagria sind weitere mögliche Mittel, die aber hier nicht weiter vorgestellt werden sollen.

5) Miasmatisch

Es handelt sich um eine primär tuberkulinische Situation, aber auch syphilinische Elemente sind nachweisbar, was sich auch in den Mitteln ausdrückt, die bei der Repertorisation im Vordergrund stehen.

6) Zum Schluss sei noch einmal der ganze Limerick in seiner vollständigen Schönheit abgedruckt:

When Tim and I to Dublin went
We met three Ladies, cheap to rent
They were three
But we were two,
So I booked one and Tim booked two.

Kontakt zum Verf.: nur über den Herausgeber

Hinweise für Autoren

Inhaltlich steht der Bezug zwischen der Homöopathie und geisteswissenschaftlichen Gesichtspunkten im Vordergrund.

Die einzelnen Ausgaben sollen thematisch geordnet erscheinen. Daneben sind aber auch einzelne Ausgaben ohne thematischen Bezug möglich.
Entsprechende Arbeiten können direkt eingereicht werden, besser ist jedoch eine Anfrage mit kurzer Vorstellung des geplanten Themas.
Der Umfang der Arbeiten ist nicht festgelegt, er sollte sich jedoch nicht allzu sehr zwischen den einzelnen Autoren in einem Band unterscheiden. Es ist auch möglich, dass einzelne Ausgaben von einem einzigen Autor bestritten werden, wobei der Umfang dann natürlich entsprechend größer sein muss.

Kürzere Kommentare im Sinne von „Briefen an den Herausgeber" sind immer erwünscht.

Manuskripte können in jeder möglichen Form eingereicht werden, wobei die digitalisierte Form bevorzugt wird.

Bemerkung zum Schutzrecht

Die verwendeten Bilder sind laut der Bezugsquelle „Wikimedia foundation" gemeinfrei. Das gilt nicht für das Bild auf der ersten Umschlagseite und für das Bild auf Seite 43. Für diese Bilder liegen die Abdruckgenehmigungen der Urheber Bo Bartlett und Giuliano Montisci vor, wofür ich beiden Künstlern herzlich danke.

Kontakt zum Herausgeber:

crotaluscascavella@icloud.com

Dieter Elendt
Caserio El Miradero 24
38434 Icod de los vinos
Tenerife/España